"赵尚华名老中医工作室"系列丛书

赵尚华元宗血津复辨证法治疗癌症临证实录

张彦敏　编著

U0346500

中国中医药出版社

·北京·

图书在版编目（CIP）数据

赵尚华元宗血津复辨证法治疗癌症临证实录/张彦敏编著.
—北京：中国中医药出版社，2017.8（2024.7重印）

（"赵尚华名老中医工作室"系列丛书）

ISBN 978 – 7 – 5132 – 4177 – 9

Ⅰ.①赵…　Ⅱ.①张…　Ⅲ.①肿瘤 – 中医临床 – 经验 – 中国 –
现代　Ⅳ.①R273

中国版本图书馆 CIP 数据核字（2017）第 078006 号

中国中医药出版社出版

北京经济技术开发区科创十三街31号院二区8号楼
邮政编码　100176
传真　010 64405721
北京盛通印刷股份有限公司印刷
各地新华书店经销

开本 880×1230　1/32　印张 7.5　字数 161 千字
2017 年 8 月第 1 版　2024 年 7 月第 2 次印刷
书　号　ISBN 978 – 7 – 5132 – 4177 – 9

定价　29.00 元
网址　www.cptcm.com

服 务 热 线　010 – 64405510
购 书 热 线　010 – 89535836
侵 权 打 假　010 – 64405753

微信服务号　zgzyycbs
微商城网址　https://kdt.im/LIdUGr
官 方 微 博　http://e.weibo.com/cptcm
天猫旗舰店网址　https://zgzyycbs.tmall.com

如有印装质量问题请与本社出版部联系(010 64405510)
版权专有　侵权必究

赵尚华教授简介

赵尚华（1943.8—），1969年毕业于北京中医学院（现北京中医药大学）中医系。2008年被推选为第四批全国中医药专家学术经验继承工作指导老师。原山西中医学院外科教研室主任、教授、主任医师，兼中华中医药学会外科学会副主任委员，中华中医药学会中医外治分会副主任委员，《中医外治杂志》主编，山西中医药学会常务理事，中医外科分会副主任委员，傅山医学研究会副主任委员。1958年在范亭中学参加校医室勤工俭学，学习医护技术；1963年考入北京中医学院；1980年参加上海中医学院（现上海中医药大学）主办的全国首届中医外科师资进修班，有缘学习了全国外科各大名医之长；1983年参加山西中医学院筹备领导小组；1984年以来兼职从事学会工作；1985年与著名中医专家朱仁康等倡议建立全国中医外科分会并出任委员，屡次向山西政府提出建议，为促进山西中医学院的建立和健康发展做了大量的工作；1989年调至山西中医学院工作。

1992年曾应马来西亚中医学院邀请赴马来西亚讲学3个月；1994年代表山西中医药学会与马来西亚柔佛州中医师公会结成友好学会，开展双方之间的学术交流，推动山西中医事业对外合作交流工作；1998年受中国香港、泰国国际传统医学研究会邀请，参加了在新加坡等地召开的"跨世纪医学新进展论坛暨世界名医颁奖大会"，发表了"中医治疗血栓闭塞性脉管炎电脑诊疗程序研制报告"，获得广泛好评。

赵尚华教授长期从事中医外科学的教学、临床和科研工作，特别是对周围血管病、乳房病和部分肿瘤的中医治疗有独到的经验。1994年主持的"中医治疗血栓闭塞性脉管炎的临床研究"获山西省科技进步三等奖；1995年参与研制的"骨刺停贴膏"获山西省优秀新产品二等奖；1999年研制成功"腧穴治疗仪"，获得国家发明专利；"逍遥蒌贝散治疗乳腺增生病的临床研究和实验研究"经山西省科委组织专家鉴定，被评为国际先进水平；2004年其研究课题"逍遥蒌贝胶囊治疗乳腺增生病的临床研究和实验研究"获山西省科技进步三等奖。其主要著述有《中医外科心得集》《乳房病》《中医外科外治法》《中医外科方剂学》《中医外科学》《中医外科皮肤病学》《中国百年百名中医临床家丛书·张子琳》《21世纪课程教材·中医外科学》等40余种，其中6部荣获国家和省级优秀科技著作奖。《中医外科外治法》填补了中医外科长期以来缺乏外治专著的空白。《中医皮肤病学》是中医本科成人教育中的第一本正式教材。他拟创的逍遥蒌贝散药方被全国数种高校教材《中医外科学》选为治疗乳腺增生病的主方。他拟创的阳和通脉汤、胶艾洗药等方剂被大型工具书《实用中医外科大辞典》《当代中药外治临床大全》等反复使用，广为推崇。发表论文50余篇。

赵尚华教授是全国首批中医传承博士后指导老师之一，2013年12月赵尚华教授中国中医科学院传承博士后流动站正式启动，启动后收集了赵尚华教授多年临床经验及心得体会，并总结了赵尚华教授多年潜心研究肿瘤疾病的研究成果。赵尚华教授在多年的临床过程中，总结出治疗癌症的"元宗血津复辨证法"。赵教授认为，癌症的病因可分为内因、外因，内因以正气虚损、气机郁滞为主，常见元阳虚、元阴亏、气虚、气郁；外因以毒邪攻袭为主，常见湿毒、热毒、寒毒、痰毒等。癌症的病机繁复，其要可分析为元气受损，毒邪攻袭，宗气病变，甚至波及血分，流窜全身，津液耗伤，以致死亡，以及后期康复等五大病变，即元、宗、血、津、复五期，填补了中医肿瘤辨证法的空白。

谢 序

老同学为其高徒征集序文，婉拒则失礼、无义，只好硬着头皮赶鸭子上架。无高学位、高职称的江湖郎中，面对堂堂博士后的大作，诚惶诚恐！

诚恳拜读原著受益匪浅，屡屡拍案叫绝！学生呕心力作、文笔流畅、纲举目张；老师经验丰富、勇敢创新、独树一帜！

学习心得著作特色：其一，引经据典，旁征博引。从《易传》《黄帝内经》《难经》《伤寒论》，直至《华佗神医秘传》《景岳全书》《类证治裁》《圣济总录》《医宗金鉴》《医宗必读》《外科心法》《外科正宗》《医学源流论》《杂病源流犀烛·积聚癥瘕痃癖源流》《冯氏锦囊秘录》《三因极一病证方论》等，必让读者大开眼界。其二，继《黄帝内经》之后，仲景的六经辨证和叶天士的卫气营血、三焦辨证乃传统中医历史性的卓越创举。今天，赵尚华博士后导师，百折不挠、发奋图强，首创中医癌症的"元宗血津复辨证法"，为21世纪中医界的伟大创新绽放异彩！其三，作者充分利用西医各种生化、影像与活检的诊断及病理分析，但不拘泥于西医病名、病机，不盲目生搬硬套现代医学研究成果，谨遵四诊八纲辨证论治宗旨，有所创造、有所发展，不愧为中西医结合之典范。其四，未论"治未病"，却堪称上工之大作！元分证充分体现了《未病学》"前证未病态"之理论观点，演绎着"控疾于未萌之前"，清除了HPV、化掉乳腺增生的钙化灶、解除寒湿热毒与痰毒，就有百分之七八十的把握截断各种癌细胞发育成形；其次，控制宗分证的加剧、血分证的暴发、津分证的转移，即属于"传变未病态"干预范畴；复元证则与《未病学》的"康复未病态"契合，愈后防残、防折寿、防旧病复发。著作始终贯穿着预防祛邪伤正的理念，强调扶正以祛邪，养正积自消，分虚实以善后，守成法防复发；同时注意到病邪未清切忌固涩，以免闭门留寇、邪滞成积等，这和治未病的理念不谋而合。其五，实践证真知。150个病例涵盖了西医十几种病名，诠释着中医之癥瘕积聚、腮疮流痰、瘰疬恶核、肉石瘿瘤、噎膈失荣、乳岩痃癖、崩漏色带、疝子肾痈、劳淋癃闭、肾劳血淋、肠蕈鼓胀、骨蚀痿痹、石疽伏梁等。五方证期之理法方药历历在目，遣方用药、内外合治、君臣佐使、井然有序。治疗沉疴痼疾，妙用小柴胡、升降散疏理三焦、培植水土，堪称一绝！150例仅用九至十九味药辨证施治，效如桴鼓、奇迹迭现！不愧为治癌圣手！

据查，癌字首见于宋朝《卫济宝书》，拙见癌字寓意上食口和下二阴口的变态扭曲，犹如三座大山压迫身心罹患癌症。癌症病因现代医学未解！传统中医认为：邪之所凑，其气必虚；罹癌不外阴阳失调、五行忤逆、九气所伤、七情诱惑、六淫侵袭、五运六气、四时节气乖戾所使然。余体悟到治疗癌症或疑难杂病及罕见病，实为身心全方面、全方位、全过程"洗礼"的一项系统工程。"元宗血津复辨证法"或许将有更广茅的用武之地。

余关注到作者所说："竭力以现代分子生物学、基因组学的理论来探索中医药治癌的新理论、新思路和新方法……"其实，基因工程干细胞治疗学，可以看作传统中医应用紫河车、胎盘脐带治病救人的新高科技之创举。诚然，古老的传统中医学和先进基因科技的联姻，将实现人类健康百岁、五福临门的美梦成真！

长江后浪推前浪，青出于蓝而胜于蓝，博士后生可敬、可期。后生强则中国强！是为序！

丁酉年三月初一日

周 序

张彦敏博士后编著的《赵尚华元宗血津复辨证法治疗癌症临证实录》一书撰写完毕，即将付梓，嘱予作序。拜读原稿，感触颇多，欣然命笔。

首先，赞张博士从师学习过程中对老师的尊敬之情和尊师精神，堪称拜师学徒之楷模。书中翔实记录和整理了老师治疗肿瘤的真实病案150例，其涵盖了29个部位的各种癌症。内容包括：对于癌前病变，中医药治疗可使之逆转，有效预防癌症的发生；对于原发癌早期患者手术放化疗后，中医药介入可防止复发；对于三、四期癌症患者不耐手术和放化疗者，以及经西医系统治疗又复发者，施以中医辨证论治，可提高病患的生存质量。这在我国当前中西医并重的医疗体系环境中，不失为一种治疗癌症的思路及模式。

全国名老中医药专家、学术传承导师赵尚华是我大学时的同窗挚友，他热爱中医，悉心专研历代医著，尤其将中医外科书籍创造性地运用于临床，其理论及临床经验并茂，为中医药学的继承与发展做出了卓越贡献，不愧为一代名医，我辈之佼佼者，让老同学十分钦佩和折服！尤其是他坚信中医传统理论，坚信中医治法方药，恪守中医辨证论治之精神，正是当代名医大家最可贵之处！

　　肿瘤是危害人类健康致死率最高的三大疾病之一，纵观中医药治疗肿瘤的临床思路大体有三：一是以毒攻毒，用大量攻伐之品；二是堆砌使用具有抗癌作用的中草药；三是严格遵循中医辨证论治，恰当选用具有抗癌作用的药物。临床观察以第三种治法疗效较佳。赵尚华教授积数十年临床经验所总结的元宗血津复辨证法，紧紧围绕癌症发病的各个阶段患者的临床特点，严格按照中医辨证论治的方法施治，是一种很好的创意，验之临床，必将极大提高中医对癌症治疗的有效率，从而造福于苍生！特此为序！

周乐年

2017 年 4 月 18 日

前　言

　　癌症是危害人类健康的常见病。在世界 70 亿人口中，每年约有 700 万人被新确诊为癌，约 500 万人死于癌症，几乎每 6 秒就有一人死亡。癌症是目前世界上公认的未被攻克的顽症之一，它发展迅速、致死率高，严重危害人类的生存。中医药在癌症的治疗方面有其独特的优势。中医药不仅可以用"以毒攻毒"法来治疗癌症，还可以补气养血，提高人体正气，减轻放化疗的毒副作用，还可以在手术后综合调理、预防复发。其在治疗癌症中的作用是不可或缺的。辨证论治是中医理论的精髓，在治疗癌症时不能盲目跟随现在的一些研究结果，而不管患者证型的寒热虚实。正确治疗癌症的方法是：在辨证论治的基础上，结合现代医学的研究成果和部分医家的临床经验，对患者进行综合判断和诊治。治疗关键是：要妥善处理好扶正与祛邪、全身与局部、内治与外治之间的关系；始终坚持"治未病"的思想，在治疗癌症原发病灶的同时，防止其发生复发及转移；竭力以现代分子生物学、基因组学的理论来探索中医药治癌的机理。创造一种中医药治疗癌症的新理论、新思路和新方法，让世人理解中医药治癌的方法，更要使其走向世界，为提高全人类癌症患者的生存质量和延长生存期而服务。

　　尊师赵尚华教授是山西中医学院教授，中国中医药学会外科学会副主任委员，山西省中医药学会常务理事、副秘书长，中医外治杂志副主编，全国第四批名老中医药专家学术经验继承工作指导老师，全国首批传承博士后指导老师。长期从事中医学的教学、科研、临床工作，对血管病、乳房病和部分癌症的治疗有良好的疗效，对中医外科基本理论及中医文献研究有很深的造诣。近十余年主要致力于中医治疗癌症的研究，在癌症的初期、发病期、复发后与转移防治上积累了丰富的经验，临证遣药组方有许多独到的见解和创新之处，在实践中逐步形成了独特的中医治疗癌症的学术思想和临床经验。

本书分上、下两篇：上篇为概论，包括元宗血津复辨证法的形成、元宗血津复辨证法的主要内容。下篇为临证医案录，收录医案150例，分别从元分证、宗分证、血分证、津分证、复元证五期分期论述，系统阐述了赵尚华教授元宗血津复辨证法治疗癌症的学术思想，并用临床医案对其学术思想进行了验证和发挥。

2013年12月，由国家中医药管理局主办、中国中医科学院承办的全国首批传承博士后流动站正式启动，我有幸成为其中一员，并跟随赵老师学习。3年来，老师的循循善诱、谆谆教导及高尚的医德医风，对我产生了深厚的影响，让我的临床、教学经验都有了很大的提高。元宗血津复辨证法是老师在多年的临床实践中总结出来的治疗癌症的方法，初入师门时，亦对其不得其法，在老师的耳提面命下，终于对其有了深入的了解，并确实看到了疗效。看到一例例被判了"死刑"的癌症病人，在赵老师手下"起死回生"时，不由对老师的精湛医术赞叹不已。"师者，传道授业解惑也。"从师三年，深深被老师对中医的不懈追求所影响，今后，学生当更加奋而向上！

　　本书在编写过程中得到赵老师众多弟子的广大支持，在此特别向贾颖、魏峰明、闫京宁、范玲玲、肖晓琳、韩愈、李黎靖、侯跃峰、梁丝雨、王友球等同门表示衷心的感谢！

张彦敏

2017 年 3 月

目录
CONTENTS

上篇

概论

元宗血津复辨证法的形成

元宗血津复辨证法的初现

癌症归属于中医"岩证"范畴。岩证的病因，迄今还不十分明了。中医学十分重视全身经络脏腑的气血活动和精神因素的影响，认为岩证的发病与情志内伤，肝郁气逆，思虑伤脾，以致经络滞塞，热毒内结等病理变化有关。一般来说，岩证发病后，机体与病邪之间出现了邪盛正衰的变化。首先是由于正气内虚，不能抵抗外来刺激，从而引起岩证的发生。由于气血越来越不足，引起渗液、流津、出血，出现进行性消瘦、机体衰竭等正虚的表现。所以，解决邪和正、攻和补之间的辨证关系，是认识本病和治疗本病的一个基本问题。中医认识岩证也是用整体治疗的方法，应用辨证论治的规律，从而达到治本清源的目的。仅从现在来看，在疾病的早期，往往能取得一定的疗效，在疾病的各个阶段中，亦能以适当的辨证论治疗法，以达到延长寿命的愿望。因此，这是值得研究的。具体治则大致有：益气养血；补益肝肾；开郁理气；清热解毒；活血化瘀；消肿溃坚；补益托毒。但是，千百年来的医疗实践证明，以上这套一般的治疗方法，对岩证的认识是非本质的，所以治疗效果不佳，基本上没有控制岩证对人类的危害，因此有必要寻找一套新的辨证论治的规律，这也是有可能的。

从中医学的发展来看，从《黄帝内经》到《伤寒论》是一个重大的发展，汉朝时，伤寒对人类的威胁可谓相当大，仅从张仲景一家来看，"向余二百，建安纪年以来，犹未十稔，其死亡者三分有二（140～150人），伤寒十居其七（约105人）"，伤寒病的严重性可见一斑。张仲景总结前人经验，发展创造了六经辨证法，基本上掌握了伤寒病的规律，解决了这个问题，从而开创了辨证施治之先河，后人崇之谓"医圣"。然而，从伤寒论到温病学派的兴起，并非简单的学术争论；当时温热性的传染病猖獗地威胁人类的生存，天花、流脑等疾患（即中医的温病、疫疠），使整村整庄的人死亡，而用原来的仲景之法，不仅无助于病，多有害于命，于是医家在中医理论指导下，经过大量的实践验证，叶天士、吴鞠通等人逐渐掌握了这类疾病的规律，用卫气营血、三焦辨证的法则，控制了温病的泛滥，对中华民族的医学发展，可谓有不朽的功劳。现在的癌症，虽然危害至大，但比之于当年，尚不足为怪。而现在有正确的政策保证，有发达的现代医学和高度发达的现代科学的帮助，只要勤求古训，勇于实践，在不久的将来对癌症的规律必定能够认识和掌握。医学先辈们对癌症已有许多独特见解。比如《洞天奥旨》，认为乳岩"大抵皆阳症也，不比他痈有阴有阳，不必分阴阳，以定治法，但当别先后为虚实耳"，这与中医传统理论可谓离经叛道了。后世晚清徐半龙也曾说："乳岩初期知觉，即益气养荣，服大补之剂，犹可消散。若行气补血，则速其成。"亦是独特之见。现在各地亦有很多癌症治愈的个别案例。所以，应该探求癌症新的辨证论治的法则和规律。这是一件有重大意义的工作，这需要对中医治疗癌症有必胜的信念，坚持不懈的探求。

赵尚华教授在参考古代、现代医籍中的治癌经验的基础上，依据多年临床实践并结合中医发展规律，总结出了一套治疗癌症的元宗血津复辨证法，其将癌症分为元分证、宗分证、血分证、津分证、复元证五个阶段进行治疗，并把它运用于临床，迄今已有4～5年，取得了较满意的疗效。然而，该辨证法的形成却经历了漫长而艰难的过程。

溯其根源，早在1983年时赵老曾用内外合治之法治疗刘某，该患者为宫颈癌晚期，经过化疗、放疗后病情一直难以控制。赵老采用扶正攻毒配合清热利湿法治疗该患者，内外同治而愈。18年后患者又因肝病来找赵老诊治，观察其面色体质与当年憔悴病容判若两人。通过该案例赵老认识到，认为癌症是"绝症"，谈癌即色变，只要听说谁得了癌症就等于判了死刑的说法是不准确的。因此，赵老认识到癌症是可以治好的，治不好只是采用了不正确的方法，不等于说癌症是不能治愈的。

元宗血津复辨证法的形成过程

真正着力研究此法是在赵尚华教授退休之后开始的。赵老认为，中医自身的发展规律实质上就是辨证论治的不断发展。这在其所著的《医易通论》一书中已做了大量的论证。从最初的六经辨证到卫气营血辨证到八纲辨证、脏腑辨证，都是辨证论治的发展。对于癌症应有其独特的辨证方法，因此，赵老尝试过几种方法，试图形成癌症的辨证方法。例如：①八卦法。《易传》云："易有太极，是生两仪。两仪生四象，四象生八卦。"赵老试图将八卦中的乾、坤、巽、震、坎、离、艮、兑与癌症的八种证型相对应，但逐渐发现无法对应，因而放弃。②模糊数学法。20世纪80年代初，赵尚华教授曾与山西大学数学系的潘政教授利用模糊数学法研制成功一套治疗脉管炎、静脉炎的软件，因此赵老曾试图用此法来治疗癌症，亦未获成效而放弃。③元宗血津复辨证法。之后赵老经过日夜的苦思冥想，逐渐琢磨出了该法，大致成形于2011年春节前后，并且经过近些年的临床验证，证实该法是可行的。

赵老认为，一种好的治疗癌症的方法需要有几个特点：①全面、可行。它应该基本涵盖癌症的所有范围，并且经得起临床的验证。②简单、易掌握。只要掌握了中医基本理论的人，经过学习基本都能掌握该法并将之应用于临床。③能够体现癌症的本质和特点。癌症病机复杂多变，但要将其复杂的病机条理化，分五种证候来论治就是一种很好的体现癌症本质的方法。④这些道理和说理的方法要符合中医的基本理论。元宗血津复辨证法经过十余年的临床验证，基本具备了以上特点。

元宗血津复辨证法的临床应用

元宗血津复辨证法的理论已经形成，目前正在临床上进行验证。主要是通过具体的病例来验证该理论的正确性。自该理论完全形成于2011年开始，已经在山西中医学院附属医院、山西中医学院第三附属医院、山西省针灸研究所进行过上百例患者的验证。例如：①元分证：HPV 目前已明确是导致宫颈癌的元凶，研究显示，HPV 感染和宫颈癌癌前病变甚至发展至宫颈癌有直接的联系。能够控制 HPV，即可阻断疾病向癌症发展。对于 HPV 的控制，目前已治疗过 6 例 HPV 阳性的患者，经 3 个月治疗后 HPV 全部转阴；乳腺增生中的钙化灶亦属于乳腺癌的癌前病变。国外有人做过统计，30%～50% 的乳腺癌患者伴有微钙化，相对而言，在乳腺组织中有钙化灶的患者发生乳腺癌的危险性是没有钙化灶患者的 47 倍。对于乳腺增生有钙化灶的患者，也已治疗过 5 例患者，经治疗后钙化灶完全消失。②宗分证：主要把已确诊癌症而尚未发生转移者归于宗分证。关于这一期的患者，治疗过的病人较多，例如肺癌患者就有近 10 例，坚持服用中药以来，经检查肺部肿块与半年、一年前相比无明显变化，癌症亦未发生转移，患者一般状况都好。还有胃癌、肠癌、乳腺癌、口腔癌等多例患者也是同样的情况。③血分证：赵老认为，血分证有四大特点：暴发性、迅捷性、转移广泛性、难愈性。因此，该期的患者一般都已出现全身的广泛转移，病情发展迅速，变化快，因此留下的治疗时间不多。但也有用药后迅速起效者，例如吕少青一案，该患者为乳腺癌术后出现肝转移、骨转移者，患者已出现全身骨痛、不能下床活动，西医院对该患者已放弃治疗，经服用凉血攻毒、养血滋阴的中药 3 个月后，患者疼痛明显减轻，亦可下地走一段路，饮食可，睡眠可，精神可，取得了显著的疗效。还有樊智丽一案，该患者为乳腺癌未手术全身转移者，患者身体多个部位出现癌肿，其中左髋部有近 10cm 大小的肿块，乳房部有多个肿块，经人介绍找到赵老，吃中药 12 剂后，患者的肿块明显减小，亦是取得奇效的一例病案。④津分证：赵老把癌毒久袭、津液大伤之证称为津分证。癌症患者伤津者多，如肺癌大量胸水；肝胆胰腺癌大量腹水；有的宫颈癌首发症状亦为腹水。津分证的治疗应以扶正为主，兼清余毒。此期的患者经治疗也取得了满意的疗效，例如甲状腺癌术后大量腹水者，食道癌后期体质虚弱、进食困难者。⑤复元证：这一期的患者较多，因为患者发现癌症之后，治疗方法大都首选手术切除，因此术后的调养恢复、预防复发也是很重要的。复元证的治疗应注意：分虚实以善后；守成法防复发。此期治疗过的患者有：乳腺癌术后淋巴回流障碍导致肢体肿胀者、甲状腺癌术后月经不调者、术后高热不退者、术后伤口不愈者等，经治疗均取得了满意的疗效。

元宗血津复辨证法在临床应用过程中发现的问题

元宗血津复辨证法在临床实践过程中，虽然获得了较为满意的疗效，但也要看到其中存在的一些问题。例如：①肝癌、胰腺癌这类的癌症发展变化快，病人确诊之时一般已到晚期，留下的治疗时间很有限，因此尚来不及验证病人已去世。②病人不配合。有些患者得知病情的严重性或者由于家庭的经济原因，主动放弃治疗。③肺癌中，相对来说，中心型肺癌比周围型肺癌难以控制。④食道癌晚期，癌肿堵塞食道无法进食者，用药也比较困难。所以，患者的疾病种类、寒热辨证的依据、给药途径等，在某些程度上都会影响疗效，类似这样的问题如何解决需要进一步的探讨。

元宗血津复辨证法的主要内容

元宗血津复辨证法的病因病机

从元宗血津复的角度来讲，癌症的病因，在审证求因的基础上可分为内因和外因。内因以正气亏虚、气机郁滞为主。常见者有元阳亏、元阴虚、气虚、气郁。外因以毒邪攻袭为主。常见者有湿热之毒，如导致宫颈癌、直肠癌之毒邪；有热毒，如导致肝癌、肺癌之邪；有寒毒，如导致白血病、皮肤鳞癌、基底细胞癌及脑胶质瘤之毒邪；有痰毒，如导致淋巴肉瘤之毒邪等等之不同。生活习惯、环境因素、辐射毒等也可归于内因。这里要注意，"毒"指的是顽固难愈之邪，与传统外科中的"毒"意义不同。

癌症的病机独特而繁复，根据患者体质情况及感受各类邪毒后产生的病理反应，可分为元分证、宗分证、血分证、津分证及复元证五大证候。①元分证之病可有元阳不足证、元阴亏损证、气虚证、气郁证、气阴两虚证、冲任失调证。治之十愈七八。②宗分证可有心、肺、脾、肝、肾之分。治之十愈三四。③血分证可见血热证、暴热似风证、血热伤阴证、气阴两伤证，治之十愈一二。④津分证可见五脏衰竭证、津血渐复证、药毒证，治之十愈二三。⑤复元证为已经手术切除癌瘤之后的病证，临床治疗的主要病证有两大类：预防复发；并发症的治疗。分为实证、有证、有实夹杂证。治之十愈三四。

元宗血津复辨证法的主要内容

一、元分证

　　元气包括元阴和元阳之气，由先天之肾精而化生，赖后天脾胃化生之水谷精微荣养而滋生，其发源于肾，藏在丹田，凭借三焦之网络通达全身，推动全身组织器官的活动，为人身生化的动力。如果元气受到致癌因素的侵袭发生癌症病变，则为元分证。有的先天禀赋不足，元阳虚则迟钝、欠敏，元阴亏则发育欠佳、虚肿、矮小、瘦弱，气虚则疲软乏力、酸懒，冲任失调则出现月经失调、乳房结节、腰困腿软、烘热、出汗、阳痿等，气阴两虚证（如肺癌、结核）则疲软、口干、便秘、虚烦。而此时一般患者的自觉症状也许并不明显，只有借助精密仪器（如 PET－CT）才有可能发现小的肿瘤生成（尤其体表肿瘤易被发现），或有致癌的病毒侵袭（如 HPV、EB、PSA），或有发现其致癌基因变异，或有化验癌症标志物阳性（钙化灶）等；或利用水母发光细胞对癌症的早期诊断等等，这些通称为元分证。气郁证为突然剧烈的精神刺激或是长期的压抑、精神难以承受，使人体气机郁滞，如暴喜、暴怒、大惊、巨恐、难以解决的长久的烦劳、抑郁都能使人气血运行不畅，抗邪能力降低，加之毒邪侵袭，气郁血瘀，痰湿凝聚，而成结块、肿瘤。

二、宗分证

宗气是由水谷精微化生之气和肺吸入之气而成，积于胸中，贯心脉而行呼吸。故五脏六腑之气是由宗气结合本脏之气而成，宗气是人体气血运行的主体，寒温调节的机关，肢体活动和呼吸声音的动力。故其受到损害则全身的各种功能都会受到影响，而发生全身的广泛的繁杂的症状（伤及各脏腑）。而癌毒侵袭宗气之最突出的表现是会发生各种不断增生的结块、瘤体，形成菌状、岩状、鸡冠状、条索状、沙砾状等各种奇形怪状之结块。这些通称之为宗分证。心气虚证（心主神明，主血脉，如胶质母细胞瘤）表现为头脑方面的症状，如心慌、气短、脉结代。《痿论》曰：心主身之血脉；肺气虚证（肺主气、主皮毛，司呼吸，如肺癌）表现为肺部症状，如气短、气紧、咳嗽、痰中带血；脾气虚证（脾为仓廪之官，如胃癌）则表现为胃黏膜结块，腹痛、呕血，食欲减退等；肝气虚证（肝为将军之官，如肝癌）则表现为肝脏结节，恶心呕吐，黄疸等；肾气虚证（肾主生殖，如前列腺癌）则表现为尿频、尿急、尿痛，血精，性功能障碍。

三、血分证（包括血液、淋巴系统）

血是饮食精微所化生而循行于脉之中的极富营养的红色液体。血的功能是奉养全身、维持全身各脏腑组织正常的功能活动。《灵枢·决气》曰："何谓血？岐伯曰：中焦受气取汁，变化而赤，是谓血……血脱者，色白，夭然不泽。"《景岳全书》中亦有云："有阴阳，即为血气，阳主气，故气全则神王；阴主血，故血盛则形强。人生所赖惟斯而已。然人之初生，必从精始，精之与血，若乎非类。而丹家曰：涕、唾、精、津、汗、血、液，七般灵物总属阴。由此观之，则凡属水类，无非一六所化。而血即精之属也。但精藏于肾，所蕴不多，而血富于冲，所至皆是。盖其源源而来，生化于脾，总统于心，藏受于肝，宣布于肺，施泄于肾，灌溉一身，无所不及。故凡为七窍之灵，为四肢之用，为筋骨之和柔，为肌肉之丰盛，以至滋脏腑，安神魂，润颜色，充营卫，津液得以通行，二阴得以调畅。凡形质所在，无非血之用也。是以人有此形，惟赖此血。"血分受伤则全身各脏器都能受损，这些通称为血分证。癌毒伤血突出的表现一是暴发大范围的肿瘤生成，或是出现远距离的癌瘤转移，因血行快速而致；二是血热证，可表现为吐血、衄血、便血、尿血的大量出现；三是血热伤阴证；四是气阴两伤证；五是循经转移。血分证有四大特点：暴发性（因血为流动的液体）、迅捷性、转移广泛性（无处不在）、难愈性（以气为血帅，气病既久，难以驭血，气既衰则病难愈）。

四、津分证

津是人身体液的组成部分。来源于饮食水谷之精微，随三焦气运行于五脏六腑，出入于肌肤腠理之间。功能为温养肌肉、滋润皮肤。如果癌毒久袭，津液大伤，出现之证通称津分证。癌毒伤津则多见：①失营（荣）证。《灵枢·营卫生会》曰："夫血之与气，异名同类，何谓也？岐伯曰：营卫者，精气也。血者，神气也。故血之与气，异名同类焉。故夺血者无汗，夺汗者无血，故人有两死而无两生。"出现颈部结块累累，消瘦、乏力、枯槁，如枯死树木之失去荣华。②五脏衰竭证。③津血渐复证。经治疗好转诸证。④药毒诸证。因用化疗药后出现的脱发、恶心、呕吐、不能进食、白细胞下降、血小板下降消失、尿毒、黄疸等。癌症患者伤津者多。如肺癌大量胸水，肝胆胰腺癌大量腹水，有的宫颈癌首发症状亦为腹水，有的伤风，病毒侵袭鼻眼，初病亦为大量的清泪、清涕，亦为伤津之证。

五、复元证

经中西药物治疗、手术治疗、放射治疗等后病情好转的恢复期病证即可称为复元证。复元证可分以下几种情况：

1. 正虚

正虚包括：①气阴两虚、余毒未清证（如甲状腺癌术后闭经、术后便秘），出现乏力、疲累、口干、饮食少味等症，一般检查无明显不适，化疗、放疗之后预防复发、苔脉大致正常者，用益气养阴兼清余毒以防之。②贫血分证。

2. 邪实

邪实包括：①术后由于淋巴清除太多引发。上肢、下肢单侧肿胀，劳累加重者，此乃淋巴回流障碍引发，以益气健脾活血通络利湿为法。②术后由于感染而致高热不退，反复应用消炎药而难退热，可见各脏之兼症。可用清热、通腑、利湿之法。

3. 虚实夹杂

虚实夹杂包括：①渗液不愈类（如乳腺癌术后伤口不愈）。

②恐慌致命者。

4. 其他

预防复发。

元宗血津复辨证法常见证候的主要症状

1. 热毒证

热毒证表现为五脏热毒结块，心慌、气短、咳嗽、痰血，高热难退、胁肋剧痛、恶心呕吐、大便秘结、腹痛、便血、便脓、尿少、尿痛、尿血等，药用龙宫莲胶囊。

2. 寒毒证

寒毒证表现为：①体表结块、丘疹、结节色暗色黑如焦炭，体表溃疡如岩血，少脓，大片皮肤焦枯粗糙如枯死之树皮，或为鳄鱼皮状（皮肤癌）。药用砷剂。②或为无热无痛，渐见乏力、疲累，苔白，脉细，化验血小板增多（$500 \sim 1000 \times 10^9/L$），亦属寒毒内攻。

3. 湿热毒证

湿热毒证表现为局部红肿热痛，深部溃疡，脓血滋流，或脓血便、脓血尿，或带下黄浊、臭秽等（如结肠癌、宫颈癌）。

4. 痰毒证

痰毒证表现为局部结块、闷痛，结核根深质硬，单肢肿胀，疼痛渐增，苔腻脉沉。药用升降攻痰胶囊。

元宗血津复辨证法各期的治法

1. 元分证期

元分证期的治则有：补元气；调冲任；解郁气；补气阴。

2. 宗分证期

宗分证期以调五脏，攻毒邪为主。中医强调"有胃气则生，无胃气则死"。吃好饭，有胃气者存；睡眠好，心神静者胜。

3. 血分证期

血分证期需攻毒与扶正并重，扶正以助攻毒。主要治法：①凉血攻毒。②养血滋阴，以防后期虚劳。③活血化瘀攻毒。④止咳化痰攻毒。⑤补肾攻毒。

4. 津分证期

津分证期以扶正为主，兼清余毒。如益气养阴法配合清热、止血、通便、利尿，有减轻痛苦之效。对于药毒诸证，需辨清虚实后以益气养血散风、养血凉血散风、补肾养血散风法治疗。

5. 复元证期

复元证期主要指术后，所以其证治应分虚实以善后、守成法防复发。

实证包括：①术后高热不退腑实者，治以通腑泻热。②术后肿胀不消者，治以活血化瘀、通络渗水（如宫颈癌术后下肢肿胀、乳腺癌术后上肢肿胀者）。

虚证包括：①气血大虚者，以益气养血为主。②肾气虚损者，以补肾为主。③甲状腺癌术后月经不调、面色暗淡，治以调理冲任，温阳散结。

虚实夹杂证，特别要注意预防复发。①术后创口不敛者，以补气血清余毒为主。②预防术后复发，以益气养血为主，兼清余毒。

下 篇

临证医案录

元分证期医案 6 例

HPV 感染者 4 例

案例 1：杨某，女，63 岁。初诊：2013 年 6 月 5 日。主诉：体检发现 HPV（++++）4 月余。

患者诉妇科无明显不适，已绝经 10 年。余症伴见：左胁痛、胃脘胀满不适。舌红，苔薄白，脉细。四诊合参，证属冲任不调证。治以调理冲任，解毒化瘀。方用二仙汤加减。

处方：仙茅 10g，威灵仙 10g，肉苁蓉 10g，生黄芪 30g，生薏苡仁 30g，白花蛇舌草 30g，土茯苓 30g，白英 30g，知母 10g，炙甘草 6g。12 剂。每日 1 剂，每剂煎 2 次，共约 400mL，合于一起，每日 2 次，每次口服 200mL。

2013 年 6 月 16 日二诊：服上药后，患者诉各项症状无明显改善。仍有左胁痛，胃脘不适，近日腰痛（有腰椎间盘突出症）。舌红，苔薄白，脉沉细。原方酌加活血止痛药。

处方：仙茅 10g，威灵仙 10g，肉苁蓉 10g，生黄芪 30g，生薏苡仁 30g，白花蛇舌草 30g，土茯苓 30g，白英 30g，川楝子 10g，赤芍 10g，炙甘草 6g。12 剂。每日 1 剂，每剂煎 2 次，共约 400mL，合于一起，每日 2 次，每次口服 200mL。

2013 年 8 月 11 日三诊：服上药后，患者诉妇科无明显变化，胁痛、胃脘不适均减轻，仍有腰痛。近日出现饥饿感明显，手抖。舌红，苔薄白，脉沉细。5 月 2 日中铁十二局医院查：T3、T4 均升高。上方酌加补气养阴清热药。

处方：仙茅 10g，威灵仙 10g，肉苁蓉 10g，生黄芪 30g，生薏苡仁 30g，白花蛇舌草 30g，土茯苓 30g，白英 30g，知母 10g，生黄芪 30g，麦冬 10g，鳖甲 30g（先煎），石膏 10g（先煎），炙甘草 6g。12 剂。每日 1 剂，每剂煎 2 次，共约 400mL，合于一起，每日 2 次，每次口服 200mL。

2013 年 8 月 21 日四诊：服上药后，患者诉饥饿感较前缓解，腰痛减轻。舌红，苔薄白，脉缓。8 月 14 日中铁十二局医院查 T3 较前降低。继以益气养阴、调理冲任。

处方：仙茅 10g，威灵仙 10g，肉苁蓉 10g，生黄芪 30g，生薏苡仁 30g，白花蛇舌草 30g，土茯苓 30g，白英 30g，知母 10g，生黄芪 30g，麦冬 10g，鳖甲 30g（先煎），炙甘草 6g。12 剂。每日 1 剂，每剂煎 2 次，共约 400mL，合于一起，每日 2 次，每次口服 200mL。

2013 年 9 月 3 日五诊：患者诉最近精神不佳，乏力，口苦，腰痛。舌红，苔薄白，脉沉细。原方酌加补肾养阴药。

处方：仙茅 10g，威灵仙 10g，肉苁蓉 10g，生黄芪 30g，生薏苡仁 30g，白花蛇舌草 30g，土茯苓 30g，白英 30g，知母 10g，巴戟天 10g，麦冬 10g，五味子 10g，鳖甲 30g（先煎），炙甘草 6g。12 剂。每日 1 剂，每剂煎 2 次，共约 400mL，合于一起，每日 2 次，每次口服 200mL。

2013年10月16日六诊：服上药后，精神好转，仍有腰痛，口苦。近日出现左小腹疼痛。妇科检查示：左侧附件炎，慢性宫颈炎。舌红，苔薄白，脉细。9月16日山西省肿瘤医院查HPV（++）。治以调理冲任、养阴清热。

处方：仙茅10g，威灵仙10g，肉苁蓉10g，巴戟天10g，炒杜仲10g，川续断10g，肉桂10g，生黄芪30g，生薏苡仁30g，白英30g，白花蛇舌草30g，川楝子10g，怀山药10g，炒黄柏10g，炙甘草6g。12剂。每日1剂，每剂煎2次，共约400mL，合于一起，每日2次，每次口服200mL。

继以此法加减治疗，至2013年12月25日，山西省肿瘤医院复查HPV转为阴性。

按语：该案患者属于元分证范畴。在此阶段，患者的自觉症状一般并不明显，针对本案，患者体检发现HPV四项（+），属于宫颈癌前病变，且无明显不适感，故归于元分证。冲脉为"十二经脉之海"，掌管女子月经及孕育功能。任脉调理阴经气血，为"阴脉之海"，任主胞胎（子宫和卵巢）；冲任同起于胞宫，相互交通。故冲任失调就是指冲任二脉的功能出现障碍，针对女性可能导致妇科疾病的发生，出现月经失调、乳房结节、腰困腿软等症。治疗应以调理冲任为主，方用二仙汤加减。方中仙茅、威灵仙、肉苁蓉温肾阳，补肾精；知母泻肾火，滋肾阴；生薏苡仁、白花蛇舌草、土茯苓、白英清热解毒，共奏温肾阳，补肾精，泻肾火，调冲任之效。该患者以此法加减治疗两个疗程后，HPV转为阴性。

案例2：郭某，女，61岁。初诊：2015年4月22日。主诉：

体检发现 HPV（++）两个月。

现症：小腹偶有疼痛，伴烦躁，烘热，汗多，背部怕冷，纳可，眠可，大便不畅。舌淡红，苔白，脉细。已停经9年。两月前查 TCT 示：炎性改变。四诊合参，证属冲任不调证。治以调理冲任，健脾益气。方用二仙汤加减。

处方：仙茅10g，威灵仙10g，肉苁蓉10g，蒲公英30g，知母10g，土茯苓30g，生薏苡仁30g，白英30g，肉桂10g，白芍10g，炒白术10g，党参10g，炙甘草6g。12剂。每日1剂，每剂煎2次，共约400mL，合于一起，每日2次，每次口服200mL。

按语：本案患者体检时发现 HPV 两项（+），妇科无明显不适感，故归于元分证阶段。证属冲任失调型。因冲任失调而出现烦躁、烘热汗出，背部怕冷等症。治疗应以调理冲任为主，方用二仙汤加减。方中仙茅、威灵仙、肉苁蓉温肾阳，补肾精；知母泻肾火，滋肾阴；蒲公英、生薏苡仁、土茯苓、白英清热解毒；白芍、白术、党参补气养血，共奏补肾助阳，清泻肾火、调理冲任之效。

案例3：罗某，女，73岁。初诊：2015年3月20日。主诉：小腹胀满不适近1月。

现症：腹部怕冷，夜间腹痛，10天前阴道出血一次。纳可，眠可，二便调。舌淡红，苔白，脉弦细。2015年3月6日妇科检查示：宫颈轻度炎症。妇科彩超示：宫腔少量积液，子宫肌层钙化灶。查 HPV（+++）。四诊合参，证属冲任不调证。治以调理冲任，健脾益气。方用二仙汤加减。

处方：仙茅10g，威灵仙10g，肉苁蓉10g，黄柏10g，知母

10g，生薏苡仁 30g，土茯苓 30g，白花蛇舌草 30g，半边莲 30g，白英 30g，生黄芪 30g，炒白术 10g，炙甘草 6g。12 剂。每日 1 剂，每剂煎 2 次，共约 400mL，合于一起，每日 2 次，每次口服 200mL。

2015 年 4 月 1 日二诊：服上药后，患者诉诸症状均有减轻，腹部怕冷较明显，大便稀，每日 2 ~ 3 次。舌淡红，苔白，脉细滑。原方酌加温补脾肾药。

处方：仙茅 10g，威灵仙 10g，肉苁蓉 10g，黄柏 10g，知母 10g，生薏苡仁 30g，土茯苓 30g，白花蛇舌草 30g，半边莲 30g，乌药 10g，肉桂 10g，生黄芪 30g，炒白术 10g，炙甘草 6g。12 剂。每日 1 剂，每剂煎 2 次，共约 400mL，合于一起，每日 2 次，每次口服 200mL。

2015 年 4 月 14 日三诊：患者诉小腹无不适。近日胃脘怕冷，大便稀，每日 2 ~ 3 次。眼糊，口干，偶有头晕。舌淡红，苔白，脉细。四诊合参，证属脾肾阳虚证。治以温补脾肾、解毒化瘀。

处方：生黄芪 30g，党参 10g，炒白术 10g，神曲 10g，干姜 10g，肉桂 10g，土茯苓 30g，巴戟天 10g，威灵仙 10g，白花蛇舌草 30g，生薏苡仁 30g，半边莲 30g，炙甘草 6g。12 剂。每日 1 剂，每剂煎 2 次，共约 400mL，合于一起，每日 2 次，每次口服 200mL。

2015 年 5 月 8 日四诊：服上药后，胃脘怕冷减轻，小腹无不适。仍口干，大便稀，每日 2 ~ 3 次。舌淡红，苔白，脉细缓。原方酌加滋阴养血药，减温补脾胃药。

处方：生黄芪 30g，炒白术 10g，干姜 6g，肉桂 10g，土茯苓

30g，巴戟天 10g，威灵仙 10g，白花蛇舌草 30g，生薏苡仁 30g，半边莲 30g，肉苁蓉 10g，当归 10g，天冬 15g，炙甘草 6g。12剂。每日 1 剂，每剂煎 2 次，共约 400mL，合于一起，每日 2 次，每次口服 200mL。

2015 年 6 月 5 日五诊：眼糊，口干，大便稀，每日 2~3 次。余无明显不适。舌淡红，苔白，脉细滑。原方酌加温肾利湿药。

处方：生黄芪 30g，党参 10g，炒白术 10g，干姜 10g，肉桂 10g，土茯苓 30g，巴戟天 10g，威灵仙 10g，白花蛇舌草 30g，生薏苡仁 30g，半边莲 30g，肉苁蓉 12g，车前子 10g（包），芡实 10g，五味子 10g，炙甘草 6g。12 剂。每日 1 剂，每剂煎 2 次，共约 400mL，合于一起，每日 2 次，每次口服 200mL。

2015 年 7 月 17 日六诊：患者精神好，纳可，眠可，二便调。无明显不适。舌淡红，苔白，脉细。7 月 8 日复查 HPV（-），仍坚持服药。

按语：本案患者为老年女性，因小腹不适而检查发现 HPV 三项（+），归于元分证阶段。证属冲任失调型。因冲任失调而出现小腹部胀满不适、怕冷、疼痛等症。治疗应以调理冲任为主，方用二仙汤加减。方中仙茅、威灵仙、肉苁蓉温肾阳，补肾精；黄柏、知母泻肾火、滋肾阴；生薏苡仁、土茯苓、白花蛇舌草、半边莲、白英清热解毒；黄芪、白术补中气，共奏健脾益气、调理冲任之效。该患者以此法加减治疗一个疗程后，HPV 转为阴性。

案例 4：王某，女，32 岁。初诊：2015 年 9 月 2 日。主诉：体检发现 HPV（+）。

现症：妇科无明显不适。双乳房疼痛，不甚。月经正常，经量少，纳可，眠可，大便秘结。舌淡红，苔白，脉细。8月26日山西省中医院乳腺彩超示：左乳低回声结节（两枚）伴钙化，B－R4级。今日本院钼靶示：双侧乳腺增生。四诊合参，证属冲任不调证。治以调理冲任，清热解毒。方用二仙汤加减。

处方：仙茅10g，威灵仙10g，肉苁蓉10g，炒黄柏10g，知母10g，生黄芪30g，当归10g，山药10g，茯苓10g，生薏苡仁30g，虎杖10g，土茯苓30g，鹿角霜10g，炙甘草6g。12剂。每日1剂，每剂煎2次，共约400mL，合于一起，每日2次，每次口服200mL。

按语：本案患者为青年女性，因体检而发现HPV（＋），属于癌前病变，故归于元分证阶段。证属冲任失调型。因冲任失调而出现月经量少、乳腺增生伴结节等症。治疗应以调理冲任为主，方用二仙汤加减。方中仙茅、威灵仙、肉苁蓉、鹿角霜温肾阳，补肾精；黄柏、知母泻肾火、滋肾阴；黄芪、当归、山药、茯苓益气养血；生薏苡仁、虎杖、土茯苓清热解毒，共奏调理冲任，清热解毒之功。

非典型增生2例

案例1：刘某，女，55岁。初诊：2015年3月4日。主诉：阴道接触性出血半年。

现症：无腹痛、腹胀等症，白带不多。纳可，眠可，二便调。已停经5年。舌淡红，苔白，脉细数。2014年9月24日妇科病检：①宫颈12点CIN1度，ki67（+）；②非典型鳞状细胞增生，倾向于上皮内高度病变。妇科彩超示：子宫肌瘤，宫颈肥大。查：HPV（-）。四诊合参，证属冲任不调证。治以调理冲任，解毒化瘀止血。方用二仙汤加减。

处方：仙茅10g，威灵仙10g，肉苁蓉10g，蒲公英30g，白英30g，白花蛇舌草30g，生薏苡仁30g，土茯苓30g，三七粉3g（冲），仙鹤草10g，炙甘草6g。12剂。每日1剂，每剂煎2次，共约400mL，合于一起，每日2次，每次口服200mL。

2015年3月18日二诊：服上药后，患者诉自觉无明显不适感。舌淡红，苔白，脉细。原方酌加益气活血化瘀药。

处方：仙茅10g，威灵仙10g，肉苁蓉10g，蒲公英30g，白英30g，白花蛇舌草30g，生薏苡仁30g，土茯苓30g，三七粉3g（冲），仙鹤草10g，生黄芪30g，莪术10g，炙甘草6g。12剂。每日1剂，每剂煎2次，共约400mL，合于一起，每日2次，每次口服200mL。

按语： 该案患者属于元分证范畴。在此阶段，患者的自觉症状一般并不明显，针对本案，患者无明显妇科方面不适，因阴道接触性出血而检查发现非典型细胞增生，属于宫颈癌前病变，故归于元分证。患者为中老年女性，已停经，据其舌脉辨为冲任失调型。治疗应以调理冲任为主，方用二仙汤加减。方中仙茅、威灵仙、肉苁蓉温肾阳，补肾精；黄芪补气；莪术活血化瘀；蒲公英、生薏苡仁、白花蛇舌草、土茯苓、白英清热解毒；三七粉、仙鹤草止血，共奏调理冲任、解毒化瘀止血之效。

案例2： 薛某，女，42岁。初诊：2014年12月12日。主诉：体检发现接触性出血半月。

患者半月前妇科体检发现接触性出血，现无明显不适。西医院嘱用干扰素栓剂外用，患者不愿接受故求中医诊治。月经基本正常。舌淡红，苔白，脉缓。10 月 21 日山西省中医院 TCT 示：非典型鳞状细胞。四诊合参，证属气虚证。治以健脾益气，化瘀解毒。

处方：生黄芪 30g，天冬 10g，麦冬 10g，当归 10g，生薏苡仁 30g，白花蛇舌草 30g，三七粉 3g（冲），仙鹤草 30g，土茯苓 30g，炙甘草 6g。12 剂。每日 1 剂，每剂煎 2 次，共约 400mL，合于一起，每日 2 次，每次口服 200mL。

按语：本案患者为中年女性，因体检而发现有非典型细胞增生，属于癌前病变，故归于元分证阶段。患者无明显不适，月经基本正常，舌脉表现属气虚型。治疗以黄芪、天冬、麦冬、当归补气滋阴养血；生薏苡仁、土茯苓、白花蛇舌草清热解毒；三七粉、仙鹤草止血，共奏健脾益气、化瘀解毒之效。

宗分证期医案 38 例

肺癌 18 例

案例 1：马某，男，80 岁。初诊：2014 年 6 月 27 日。主诉：左胸痛 3 个月。

患者因左侧胸部疼痛于 2014 年 6 月 8 日就诊于山西省肿瘤医院，行 CT 示：①左肺胸廓入口处占位。②肺上门癌可能。③纵隔多发淋巴结影，部分钙化。④小叶中心型肺气肿伴肺大疱形成。因患者年龄较大，未行手术及放化疗，欲求中药治疗。

现症：左胸痛，不咳嗽，晨起有黄痰，痰中带血丝，纳差，眠差，背困，二便可。舌淡红，苔白厚，脉滑。6 月 8 日查：癌胚抗原升高，C 反应蛋白升高。血常规（－）。四诊合参，证属气阴不足，痰瘀阻络证。治以益气养阴、化痰行瘀为主。

处方：①生黄芪 30g，天冬 10g，麦冬 10g，杏仁 10g，白英 30g，鱼腥草 30g，蝉蜕 10g，僵蚕 10g，砂仁 6g，枳壳 10g，清半夏 10g，陈皮 10g，神曲 10g，丹参 30g，炙甘草 6g。12 剂。每日 1 剂，每剂煎 2 次，共约 400mL，合于一起，每日 2 次，每次口服 200mL。②龙宫莲胶囊（赵尚华老师自制，山西中医学院附属医院制剂）。每次 3 粒，每日 3 次。

2014年7月10日二诊：服上药后，患者胸痛减轻，痰中仍有血丝，食欲好转，眠一般，大便偏干。舌淡红，苔白，脉滑。原方酌加通便药。

处方：生黄芪 30g，天冬 10g，麦冬 10g，杏仁 10g，白英 30g，鱼腥草 30g，蝉蜕 10g，僵蚕 10g，砂仁 6g，枳壳 10g，清半夏 10g，陈皮 10g，酒大黄 3g，丹参 30g，炙甘草 6g。12 剂。每日 1 剂，每剂煎 2 次，共约 400mL，合于一起，每日 2 次，每次口服 200mL。

按语：本案系肺之气阴两伤，失其清肃，痰浊阻于肺络，化热伤及血络，故见胸痛、有黄痰、痰中带血；纳差，眠差，皆因为气阴不足，痰瘀阻络，导致气机不能正常升降而出现之症。治宜清燥热，养气阴，化痰瘀。方中生黄芪、天冬、麦冬益气养阴；杏仁、鱼腥草、清半夏、清肺化痰；蝉蜕、僵蚕、枳壳调理气机；砂仁、陈皮、神曲健脾和胃；白英、丹参活血通络；炙甘草调和诸药。待痰瘀得散之后再调整组方。

案例 2：史某，男，63 岁。初诊：2015 年 11 月 20 日。主诉：发现肺癌 3 月。

患者 3 个月前因咳嗽、痰中带血就诊于山西省肿瘤医院，行 CT 检查示：①右下肺周围型肺癌，继发右侧胸腔少量积液。②右上肺为著肺气肿。③上段气管右前、隆突下多枚代谢增高淋巴结，不除外转移。未行手术，给予化疗。昨日第二次化疗结束。

现症：无咳嗽、咳痰，纳可，眠可，二便可，精神较差。查：白细胞、血小板下降。舌淡红，苔白，脉细弱。四诊合参，证属气血两虚证。治以补气滋阴养血为主。

处方：①生黄芪30g，红参10g，熟地黄10g，山萸肉10g，当归10g，神曲10g，龟甲胶10g（烊化），鹿角胶10g（烊化），女贞子10g，砂仁6g，旱莲草10g，黄芩10g，生地黄12g，炙甘草6g。12剂。每日1剂，每剂煎2次，共约400mL，合于一起，每日2次，每次口服200mL。②龙宫莲胶囊（赵尚华老师自制，山西中医学院附属医院制剂）。每次3粒，每日3次。

按语：本案患者为老年男性，因肺气不足，痰瘀阻络而发病。病后化疗，更伤气阴，咳嗽、咳痰减轻，而气血亏虚之精神差、白细胞、血小板下降等症出现。结合舌脉，证属气血两虚型。目前以正虚为主要病机，故治以补气滋阴养血为主。方中用以大量的补气养血药，如生黄芪、红参、熟地黄、山萸肉、当归、龟甲胶、鹿角胶，辅以养阴清热理气之女贞子、旱莲草、黄芩、生地黄，配以健脾和胃之砂仁、神曲、炙甘草，取培土生金之意，共奏大补气血之效。

案例3：司某，男，59岁。初诊：2015年7月8日。主诉：体检发现肺癌10天。

患者不愿接受手术及放化疗，遂求中医诊治。现症：咳嗽不甚，有白痰，无血丝，纳可，眠可，二便调，精神可。舌淡红，苔白厚，脉缓。有糖尿病史，2007年得过肺结核。四诊合参，证属肺气不足，痰瘀阻络证。治以补气养阴、化痰通络为主。

处方：生黄芪30g，炒枳壳10g，陈皮10g，蝉蜕10g，僵蚕10g，鱼腥草30g，白花蛇舌草30g，仙鹤草30g，神曲10g，天冬10g，麦冬10g，炙甘草6g。12剂。每日1剂，每剂煎2次，共约400mL，合于一起，每日2次，每次口服200mL。

2015年8月14日二诊：服上药后，咳痰少而清稀，有时痰黄，昨天感冒，流清涕，纳可，眠可，二便可，精神一般。舌淡红，苔黄厚，脉沉弦。原方酌加清热解表药。

处方：生黄芪30g，炒枳壳10g，陈皮10g，蝉蜕10g，僵蚕10g，鱼腥草30g，白花蛇舌草30g，仙鹤草30g，神曲10g，天冬10g，麦冬10g，酒大黄6g，金银花18g，炙甘草6g。12剂。每日1剂，每剂煎2次，共约400mL，合于一起，每日2次，每次口服200mL。

2015年8月26日三诊：服上药后，患者感冒已愈。现有轻微咳嗽咳痰，余无不适。舌淡红，苔黄，脉沉弦。原方酌加清肺止咳药。

处方：生黄芪30g，炒枳壳10g，陈皮10g，蝉蜕10g，僵蚕10g，鱼腥草30g，白花蛇舌草30g，仙鹤草30g，天冬10g，麦冬10g，大黄3g，炙麻黄3g，杏仁10g，黄芩10g，炙甘草6g。12剂。每日1剂，每剂煎2次，共约400mL，合于一起，每日2次，每次口服200mL。

2015年9月9日四诊：服上药后，患者无明显咳嗽、咳痰，纳可，眠可，二便可，精神好。舌淡红，苔白，脉缓。治以补气养阴、化痰解毒为主。

处方：生黄芪30g，清半夏10g，炒枳壳10g，蝉蜕10g，僵蚕10g，酒大黄3g，鱼腥草30g，白花蛇舌草30g，仙鹤草18g，龙葵10g，天冬10g，麦冬10g，八月札10g，炙甘草6g。12剂。每日1剂，每剂煎2次，共约400mL，合于一起，每日2次，每次口服200mL。

继以此法坚持治疗 3 月余，患者精神好，无咳嗽咳痰，纳可，眠可，二便可。

按语： 本案患者年过半百而体质尚可，体检时发现肺癌，无明显不适，仅有轻微咳嗽、咳白痰。结合其曾有过肺结核、糖尿病史，辨为气阴不足、痰瘀阻络证。治以益气养阴，化痰散结为主，方中生黄芪、天冬、麦冬益气养阴；炒枳壳、陈皮、蝉蜕、神曲、僵蚕理气和络；鱼腥草、白花蛇舌草、仙鹤草清化痰瘀，炙甘草调和诸药。在此后的治疗过程中根据患者邪正变化而调整组方，治疗 3 月余，疗效满意。

案例 4： 苏某，女，73 岁。初诊：2015 年 11 月 2 日。主诉：咳嗽，痰中带血 3 天。

患者 3 年前发现肺癌，未行手术，化疗 4 次后好转。3 天前出现咳嗽，不甚，痰中带血，纳可，眠可，二便调，精神可。2014 年 10 月底曾发烧一次。舌淡红，苔白，脉细滑。四诊合参，证属气阴不足、痰瘀阻络证。治以宣肺止咳、化痰止血为主。

处方：苏子 10g，当归 10g，清半夏 10g，陈皮 10g，仙鹤草 15g，生地黄 18g，丹皮 18g，麦冬 10g，紫菀 10g，款冬花 10g，鳖甲 30g（先煎），生黄芪 30g，鱼腥草 30g，黄芩 10g，金樱子 10g，炙甘草 6g。12 剂。每日 1 剂，每剂煎 2 次，共约 400mL，合于一起，每日 2 次，每次口服 200mL。

2015 年 11 月 27 日二诊：患者近日咽部不适，晨起为血痰。纳可，眠可，二便调。舌淡红，苔白，脉细滑。原方酌加化瘀止血药。

处方：苏子 10g，当归 10g，清半夏 10g，陈皮 10g，仙鹤草

15g，生地黄 18g，丹皮 18g，麦冬 10g，紫菀 10g，款冬花 10g，鳖甲 30g（先煎），生黄芪 30g，鱼腥草 30g，黄芩 10g，金樱子 10g，三七粉 3g（冲），蜂房 10g，炙甘草 6g。12 剂。每日 1 剂，每剂煎 2 次，共约 400mL，合于一起，每日 2 次，每次口服 200mL。

2015 年 12 月 9 日三诊：服上药后，患者痰中带血明显好转，咳嗽轻，纳食增加，眠可，二便调，精神可。舌淡红，苔白，脉细滑。治以补气养阴、散结通络为主。

处方：生地黄 18g，丹皮 18g，紫草 10g，麻黄 5g，杏仁 10g，蜂房 10g，仙鹤草 18g，白英 30g，鱼腥草 30g，天冬 12g，麦冬 12g，紫菀 10g，蝉蜕 10g，僵蚕 10g，炙甘草 6g。12 剂。每日 1 剂，每剂煎 2 次，共约 400mL，合于一起，每日 2 次，每次口服 200mL。

继以此法坚持治疗 3 月余，患者精神好，咳嗽咳痰轻，痰中无血，纳可，眠可，二便可。仍坚持服药。

按语： 本案患者为老年女性，病已 3 年。经过 4 次化疗，必对其机体气阴造成极大损伤。故发病时见咳嗽、痰中带血之症。结合舌脉，辨为气阴不足，痰瘀阻络证。治以宣肺止咳，化痰止血为主。方中苏子、清半夏、紫菀、款冬花、鱼腥草、金樱子、黄芩清肺止咳、清化痰热；生黄芪、当归、陈皮、生地黄、丹皮、麦冬、鳖甲、仙鹤草益气滋阴、凉血养血；炙甘草调和诸药。二诊时患者痰中带血明显，故加重止血药力度。三诊时患者标证减轻，故改以扶正为主。资料表明，我国肺癌病人以中、老年人居多，确诊时大多数已属中、晚期，此时正气亏虚是患者的一大共性，即使早期患者经手术后，正气亏虚亦属常见，故中医治疗应以扶助正气为主，祛邪消积为辅，扶正是根据患者气血阴阳的盛衰，而益其不足；祛邪是据痰凝、气结、血瘀、热毒等的亢盛，而祛其有余。用药必须密切注意患者症状变化，及时调整方药以取得最好疗效。

案例5：王某，男，86岁。初诊：2015年12月4日。主诉：右胸、腋下疼痛20天。

患者因右胸痛就诊于山西大医院，行CT示：①右肺上叶支气管占位，纵隔淋巴结肿大。②右肺尖段纤维斑块伴点状钙化。③慢性支气管炎。因患者年龄较大，不愿接受手术及放化疗，欲求中药治疗。

现症：右胸、腋下疼痛较重，已服曲马朵止痛，咳嗽不甚，有白痰，无血丝，乏力，纳可，眠可，二便可，全身瘙痒。舌淡红，苔白，脉细。四诊合参，证属气阴不足、痰瘀阻络证。治以补气养阴、化痰通络为主。

处方：生黄芪30g，麦冬10g，沙参10g，枳壳10g，僵蚕10g，蝉蜕10g，片姜黄6g，酒大黄3g，防风10g，金银花30g，炙甘草6g。6剂。每日1剂，每剂煎2次，共约400mL，合于一起，每日2次，每次口服200mL。

2015年12月11日二诊：服上药后，患者诸症略有减轻，纳可，眠可，二便可。原方酌加化瘀解毒药。

处方：生黄芪30g，麦冬10g，沙参10g，枳壳10g，僵蚕10g，蝉蜕10g，片姜黄6g，酒大黄3g，防风10g，金银花30g，神曲10g，白花蛇舌草30g，炙甘草6g。6剂。每日1剂，每剂煎

2次，共约400mL，合于一起，每日2次，每次口服200mL。

按语：本案患者为耄耋之年之男性，肺气本已亏虚，气虚痰瘀阻络而发病，症见咳嗽、有白痰、痰中带血、胸痛、乏力等症。结合舌脉，辨为气阴不足，痰瘀阻络为主，治以补气养阴为主，兼化痰行瘀。方中生黄芪、麦冬、沙参益气养阴，为君药；枳壳、升降散（僵蚕、蝉蜕、片姜黄、酒大黄）调理气机，为臣药；防风祛风、金银花清热，为佐药；炙甘草调和诸药，为使药。共奏扶正祛邪之功。该案患者年龄大，正气亏虚是主要方面，故中医治疗应以扶助正气为主，祛邪消积为辅。

案例6：王某，男，82岁。初诊：2015年5月8日。主诉：痰中带血1年。

患者一年前发现咳痰带血，在山西省肿瘤医院诊为肺癌，因患者年龄较大，不愿接受手术及放化疗，对症治疗好转后出院，欲求中医诊治。现症：痰中带血，无胸憋胸痛，口干，夜间加重，食欲不佳，精神可，眠可，二便调。舌淡红，苔白，脉缓。2015年5月4日CT：右肺下叶病变，周围型肺癌，肺门淋巴结略大，双肺多发间质性炎并发肺大疱。四诊合参，证属气阴不足、痰瘀阻络证。治以补气养阴、止血通络为主。

处方：①天冬10g，麦冬10g，五味子10g，白英30g，鱼腥草30g，生黄芪30g，三七粉3g（冲），仙鹤草18g，蝉蜕10g，僵蚕10g，片姜黄6g，酒大黄3g，杏仁10g，桔梗10g，炙甘草6g。6剂。每日1剂，每剂煎2次，共约400mL，合于一起，每日2次，每次口服200mL。②龙宫莲胶囊（赵尚华老师自制，山西中医学院附属医院制剂）。每次3粒，每日3次。

2015 年 5 月 15 日二诊：服上药后，患者症状略有减轻，诉夜间症状加重，痰中血块较多。舌淡红，苔白，脉弦细。原方酌加凉血治血药。

处方：天冬 10g，麦冬 10g，五味子 10g，白英 30g，鱼腥草 30g，生黄芪 30g，三七粉 3g（冲），仙鹤草 30g，蝉蜕 10g，僵蚕 10g，酒大黄 3g，杏仁 10g，桔梗 10g，生地黄 18g，丹皮 15g，黄芩炭 10g，炙甘草 6g。6 剂。每日 1 剂，每剂煎 2 次，共约 400mL，合于一起，每日 2 次，每次口服 200mL。

按语：本案为年逾古稀之男性，肺之气阴已虚，气虚影响水液运行及正常血行，致痰瘀阻络而发病，症见咳嗽、痰中带血、口干、纳不佳等症。结合舌脉，辨为气阴不足、痰瘀阻络为主。方中生黄芪、天冬、麦冬、五味子益气养阴；杏仁、桔梗、鱼腥草清肺化痰；升降散（僵蚕、蝉蜕、片姜黄、酒大黄）调理气机；三七粉、仙鹤草凉血止血；白英化瘀解毒；炙甘草调和诸药。配以益气养阴、解毒散结之龙宫莲胶囊，共奏补气养阴、止血通络之功。二诊时患者标证减轻，而痰中血块较多，故增加凉血止血药以应对其证。

案例 7：阴某，女，78 岁。初诊：2015 年 7 月 7 日。主诉：发现肺部肿块 3 天。

患者于 2015 年 7 月 4 日体检时发现双肺上叶结节肿块（3.8cm × 3.0cm）。因患者年龄较大，不愿接受手术及放化疗，欲求中医诊治。现无明显症状，精神尚可，口咽干燥，纳可，眠可，二便可。素有过敏性哮喘史。舌淡红，苔白有裂纹，脉细。四诊合参，证属气阴不足证。治以补气养阴、化痰通络为主。

处方：①生黄芪 30g，太子参 10g，天冬 10g，麦冬 10g，鱼腥草 30g，五味子 10g，白英 30g，蝉蜕 10g，僵蚕 10g，炙甘草 6g。6 剂。每日 1 剂，每剂煎 2 次，共约 400mL，合于一起，每日 2 次，每次口服 200mL。②龙宫莲胶囊（赵尚华老师自制，山西中医学院附属医院制剂）。每次 3 粒，每日 3 次。

2015 年 7 月 14 日二诊：服上药后，患者无明显不适感，仍咽干，饮水多。舌淡红，苔白有裂纹，脉细。原方酌加养阴药。

处方：生黄芪 30g，太子参 10g，天冬 10g，麦冬 10g，鱼腥草 30g，白英 30g，蝉蜕 10g，僵蚕 10g，天花粉 10g，石斛 10g，佩兰 10g，藿香 10g，炙甘草 6g。6 剂。每日 1 剂，每剂煎 2 次，共约 400mL，合于一起，每日 2 次，每次口服 200mL。

继以此法加减治疗 4 月，于 2015 年 11 月 10 日临汾四院复查 CT 示：双肺肿块大小无明显变化（3.7cm×3.0cm×4.0cm），仍坚持服药。

按语：本案患者为老年女性，无明显症状，体检时发现肺部肿块。年过古稀，本已气阴不足，结合舌脉，辨为气阴不足证。治以补气养阴，化痰通络为主。炙甘草。方中黄芪、太子参、天冬、麦冬、五味子益气养阴；鱼腥草、白英、蝉蜕、僵蚕化痰散结；炙甘草调和诸药。配以益气养阴、解毒散结之龙宫莲胶囊。二诊时患者阴虚之象较为明显，故加大养阴力度。随症加减治疗 4 个月，患者一般情况好，肿块无明显变化。

案例 8：赵某，男，69 岁。初诊：2014 年 12 月 3 日。主诉：发现左肺下叶腺癌 4 个月。

患者于 4 个月前因咳嗽、胸痛就诊于山西省肿瘤医院，诊为肺癌，行化疗三次，放疗5天，症状好转后出院。欲求中医协助诊治。现症：咳嗽，有少许白痰，咳吐不利，胸憋，乏力，纳差，全身疼痛，已用吗啡止痛，大便干结。舌淡红少苔，脉细。山西省肿瘤医院出院诊断：肺癌；2型糖尿病；高血压病；哮喘。查：血钾、血钠低。四诊合参，证属气机不畅、痰瘀阻络证。治以调理气机、和胃通络为主。

处方：柴胡10g，黄芩10g，红参10g（先煎），清半夏10g，藿香10g，砂仁6g，神曲10g，陈皮10g，生姜5片，大枣3枚，炙甘草6g。6剂。每日1剂，每剂煎2次，共约400mL，合于一起，每日2次，每次口服200mL。

按语：本案患者为老年男性，因肺气不足，气虚导致气机不能正常升降出入，痰瘀阻络而发病，症见胸痛、胸憋、全身疼痛，病后放化疗，更伤气阴，而见咳嗽、咳痰、乏力、纳差、大便干结等症，结合舌脉，证属气机不畅，痰瘀阻络型。治以调理气机，和胃通络为主。方用小柴胡汤加减疏理三焦气机，使之升降出入恢复正常，现代研究亦发现，小柴胡汤具有免疫调节作用，对化学致癌物质有明显抑制效果。辅以健脾和胃之藿香、砂仁、神曲、陈皮，取培土生金之意。全方共奏扶正祛邪之功。

案例9：赵某，男，76岁。初诊：2015年8月21日。主诉：咳嗽半年。

患者于2014年3月因咳血就诊于264医院，诊为肺癌，行伽马刀手术，术后无明显反应。2015年4月又出现咳血，再行伽马刀手术，术后咳喘较重。欲求中医诊治。现症：咳喘，有黄痰，咳吐不利，纳可，眠可，大便干。指甲色淡。舌淡红，苔白齿痕，脉细弦。四诊合参，证属肺气不足，热毒瘀阻证。治以补肺止咳、清热化痰为主。

处方：红参 10g（先煎），炙麻黄 10g，杏仁 10g，鱼腥草 30g，金银花 30g，黄芩 10g，紫菀 10g，款冬花 10g，仙鹤草 18g，蝉蜕 10g，僵蚕 10g，炒白术 10g，生黄芪 18g，炙甘草 6g。12 剂。每日 1 剂，每剂煎 2 次，共约 400mL，合于一起，每日 2 次，每次口服 200mL。

2015 年 9 月 9 日二诊：服上药后，患者症状略有减轻，仍有黄痰不利，乏力。原方酌加解毒散结药。

处方：红参 10g（先煎），炙麻黄 10g，杏仁 10g，鱼腥草 30g，金银花 30g，黄芩 10g，紫菀 10g，款冬花 10g，仙鹤草 18g，蝉蜕 10g，僵蚕 10g，炒白术 10g，生黄芪 18g，白英 30g，白花蛇舌草 30g，浙贝 10g，炙甘草 6g。12 剂。每日 1 剂，每剂煎 2 次，共约 400mL，合于一起，每日 2 次，每次口服 200mL。

按语： 本案为年逾古稀之男性，因肺气亏虚，痰瘀阻络而发病，《素问·至真要大论》说："诸气愤郁，皆属于肺。"肺气不降，故症见咳喘、有黄痰、咳吐不利、大便干等症。结合舌脉，辨为肺气不足，热毒瘀阻证。治以补肺止咳，清热化痰为主。方中红参、炒白术、生黄芪补肺气；麻黄、杏仁、鱼腥草、金银花、黄芩、蝉蜕、僵蚕、紫菀、款冬花清肺化痰；仙鹤草凉血止血；炙甘草调和诸药。二诊时患者标证仍然较重，故增加化瘀解毒散结药以应对其证。

案例 10：郑某，男，60 岁。初诊：2014 年 6 月 6 日。主诉：咳嗽半年。

患者于半年前因咳嗽就诊于原平市人民医院，拍胸片示：肺癌。患者不愿接受手术及放化疗，欲求中医诊治。现症：咳嗽较重，甚则喘，下午为重。有时痰中带血，右胸痛。纳可，眠可，二便尚可。舌淡红，苔白，脉弦数。四诊合参，证属肺气不足、痰瘀阻络证。治以宣肺止咳、化痰通络为主。

处方：①炙麻黄6g，杏仁10g，鱼腥草30g，黄芩10g，白英30g，枳壳10g，干姜6g，细辛3g，五味子10g，天冬15g，党参10g，款冬花10g，紫菀10g，炙甘草6g。6剂。每日1剂，每剂煎2次，共约400mL，合于一起，每日2次，每次口服200mL。②龙宫莲胶囊（赵尚华老师自制，山西中医学院附属医院制剂）。每次3粒，每日3次。

2014年6月14日二诊：服上药后，患者诉无血痰，咳嗽较重，余无明显变化。舌淡红，苔白，脉弦数。原方酌加清热宣肺药。

处方：炙麻黄10g，杏仁10g，鱼腥草30g，黄芩10g，白英30g，枳壳10g，干姜6g，细辛3g，五味子10g，天冬15g，党参10g，款冬花10g，紫菀10g，金银花30g，炙甘草6g。6剂。每日1剂，每剂煎2次，共约400mL，合于一起，每日2次，每次口服200mL。

按语：本病是由于痰浊阻肺，宣降不利，气因痰阻，瘀血内生，痰瘀相互搏结，壅塞气道所致，临床见咳嗽、咳痰、胸痛、痰中带血等症。治以豁痰顺气、化瘀通络为主。方中炙麻黄、杏仁、鱼腥草、黄芩、款冬花、紫菀宣肺化痰热；枳壳、白英理气行瘀散结；干姜、细辛、五味子化痰饮；天冬、党参、炙甘草补益气阴；炙甘草调和诸药。配以益气养阴、清热解毒之龙宫莲胶囊。在初诊中采取以攻为主的原则；二诊时患者标证仍然较重，故加大清化痰热之力度，待痰热得化之后再扶正。

案例11：蔡某，男，64岁。初诊：2014年5月16日。主诉：咳嗽半年余。

患者于2014年11月因胸闷、气短、咳吐白痰，至武警医院拍X线片，发现肺门区有一圆形阴影，边界不清，约3cm×3cm。经维支气管镜病理活检诊断为中央型肺癌（中-高分化鳞癌）。患者不愿接受手术治疗，遂求中医诊治。现症：咳嗽，痰多色白，咯吐不利。伴心慌，胸闷气短，乏力，腰痛。纳可，眠可，二便调。舌红苔黄，脉数。今日心电图示：窦性心律；中度顺钟向转位；右心房扩大；T波异常；V6导联基线浮移。四诊合参，证属痰瘀阻络证。治以化痰行瘀。

处方：苏子10g，杏仁10g，当归10g，清半夏10g，陈皮10g，前胡10g，川厚朴10g，檀香10g，红参10g（先煎），地龙10g，紫菀10g，款冬花10g，炙甘草6g。12剂。每日1剂，每剂煎2次，共约400mL，合于一起，每日2次，每次口服200mL。

2014年5月30日二诊：服上药后，患者心慌减轻，仍有乏力、气短，咳痰不利。舌红苔白，脉细数。原方酌加敛肺益气药。

处方：苏子10g，杏仁10g，当归10g，清半夏10g，陈皮10g，前胡10g，川厚朴10g，红参10g（先煎），地龙10g，紫菀10g，款冬花10g，沉香6g，生黄芪30g，五味子10g，炙甘草6g。12剂。每日1剂，每剂煎2次，共约400mL，合于一起，每日2

次，每次口服200mL。

2014年6月10日三诊：服上药后，患者气短、乏力均有减轻，咳嗽不甚，痰少，近日胃脘胀满不适，腹部怕冷，纳少，大便稀溏。辨证为脾胃虚寒，治以温中健脾为主，兼解毒行瘀。

处方：党参10g，炒白术10g，茯苓10g，干姜10g，肉桂6g，砂仁6g，马齿苋30g，黄连10g，枳壳10g，黄芩10g，乌贼骨10g，白花蛇舌草30g，炙甘草6g。12剂。每日1剂，每剂煎2次，共约400mL，合于一起，每日2次，每次口服200mL。

按语：《杂病源流犀烛·积聚癥瘕痃癖源流》对肺癌形成的病理机制做了精辟的论述："邪积胸中，阻塞气道，气不宣通，为痰为食为血，皆得与正相搏，邪既胜，正不得而制之，遂结成形而有块。"张景岳则明确认为：肺积主要由于正气虚损，阴阳失调，邪毒乘虚入肺，肺失宣降，气机不利，血行不畅，津失输布，聚而为痰，痰凝气滞，瘀阻脉络，致痰气血瘀毒胶结，日久而成肺积。因此，肺癌形成离不开虚、郁、痰、瘀。本案患者为老年男性，因肺气不足，痰浊阻肺，宣降不利，气因痰阻，瘀血内生，痰瘀相互搏结，壅塞气道所致，临床见胸闷、气短、咳吐白痰，瘀血阻于心脉，而见心慌、胸闷等症。患者肺门区有明显圆形阴影，故将其归于宗分证范畴。证属痰瘀阻络证，治以化痰行瘀为主。方中苏子、清半夏、陈皮、前胡清肺化痰；杏仁、紫菀、款冬花止咳；当归、川厚朴、檀香、红参、地龙补气行气，活血通络；甘草调和诸药。该案属老年患者，初诊时标实症状较为明显，故以祛邪为主，二诊、三诊时逐渐减小祛邪力度，加大补虚力度，以防祛邪伤正，此法应贯穿于患者治疗的始终。

案例 12：杜某，女，63 岁。初诊：2013 年 4 月 24 日。主诉：咳嗽 1 年余，加重 5 天。

患者因咳嗽、痰中带血、消瘦于 2012 年 3 月 20 日在 264 医院就诊，诊为肺癌并行伽马刀手术，之后化疗 4 次。今年 3 月 5 日因胸痛住院，检查右胸腔有少量积液，无骨转移。对症治疗一周后出院。现症：痰多色白，胸骨柄处刺痛，左侧锁骨上窝淋巴结肿大疼痛，口干，纳可，眠可，二便调。舌淡红，苔白，脉沉。

2012 年 12 月 18 日心电图示：窦性心律，ST–T 改变。3 月 4 日 X 线：右肺门占位；右肺渗出性胸膜炎。3 月 12 日 264 医院出院证诊断：右上肺癌化疗术后。四诊合参，证属气阴不足、痰瘀阻络证。治以补气养阴、化痰行瘀。

处方：炙麻黄 6g，杏仁 10g，鱼腥草 30g，天冬 10g，麦冬 10g，沙参 10g，浙贝 10g，白英 10g，黄芩 10g，生薏苡仁 30g，莪术 10g，枳壳 10g，炙甘草 6g。12 剂。每日 1 剂，每剂煎 2 次，共约 400mL，合于一起，每日 2 次，每次口服 200mL。

2013 年 5 月 8 日二诊：服上药后，患者诸症均有减轻，仍咳嗽，不甚，痰少。右侧胸痛，右颈部疼痛，纳可，眠可。舌淡红，苔白，脉小。原方酌加清肺化痰药。

处方：①炙麻黄 6g，杏仁 10g，鱼腥草 30g，天冬 10g，麦冬 10g，沙参 10g，浙贝 10g，白英 10g，黄芩 10g，生薏苡仁 30g，莪术 10g，枳壳 10g，冬瓜仁 30g，苇茎 30g，炙甘草 6g。12 剂。每日 1 剂，每剂煎 2 次，共约 400mL，合于一起，每日 2 次，每次口服 200mL。②龙宫莲胶囊（赵尚华老师自制，山西中医学院附属医院制剂）。每次3粒，每日3次。

按语：本案患者为老年女性，因肺气不足、痰瘀阻络而发病，病后化疗伤及气阴，肺失清肃，而见咳嗽、痰中带血、口干、消瘦等症。证属气阴不足、痰瘀阻络，治宜补气养阴、化痰行瘀，以清金保肺立法。方中天冬、麦冬、沙参、浙贝、黄芩养阴清肺；麻黄、杏仁、鱼腥草宣肺化痰；白英、生薏苡仁、莪术、枳壳理气化瘀解毒；炙甘草调和诸药。配以赵老自制的龙宫莲胶囊，该方由龙葵、守宫、半边莲、生黄芪、党参、天冬、生薏苡仁、蝉蜕、僵蚕、砂仁、神曲、白花蛇舌草组成，功可益气养阴和中，清热解毒散结。如此，则肺气阴之不足得以补充，肺气之上逆得以肃降，阻络之痰瘀得以消散，则气阴不足、痰瘀阻络诸证自除。

案例13：樊某，男，95岁。初诊：2014年2月15日。主诉：咳嗽3月余。

患者于2014年10月出现咳嗽，痰中带血，就诊于山西省人民医院，行CT示：右肺中叶及肺门处占位；双肺肺气肿；双肺炎症。因患者年龄较大，不能手术，也未行放化疗。现求中医诊治。现症：咳嗽不甚，有白痰，痰中带血。纳可，眠可，二便可。舌淡红，苔白，脉沉细。四诊合参，证属肺气不足证。治以补肺益气，化痰行瘀止血。

处方：①生黄芪30g，党参10g，炙麻黄3g，杏仁10g，当归10g，地龙10g，干姜10g，细辛3g，五味子10g，浙贝10g，白英30g，仙鹤草10g，炙甘草6g。12剂。每日1剂，每剂煎2次，共约400mL，合于一起，每日2次，每次口服200mL。②龙宫莲胶囊（赵尚华老师自制，山西中医学院附属医院制剂）。每次3粒，每日3次。

按语：本案患者已是耄耋之年，肺气本已不足，复因其他因素导致痰瘀阻络，络破血溢而发病，症见咳嗽、有白痰、痰中带血等症。证以肺气不足为主，治以补肺益气为主，兼化痰行瘀止血。方中生黄芪、党参、当归益气养血；麻黄、杏仁、浙贝宣肺止咳；干姜、细辛、五味子温肺化饮；白英、地龙、仙鹤草化瘀解毒止血；甘草调和诸药。配以益气养阴和中，清热解毒散结之龙宫莲胶囊。共奏扶正祛邪之功。该案患者年龄大，正气亏虚是主要方面，故中医治疗应以扶助正气为主，祛邪消积为辅。

案例14：樊某，男，71岁。初诊：2014年4月9日。主诉：咳嗽，痰中带血1年。

患者于2013年4月发现咳嗽，痰中带血，就诊于山西省肿瘤医院，行CT示：左肺癌。放疗4次后咳嗽、痰中带血均缓解。近一月咳嗽又作，因患者年龄偏大，不愿接受放化疗，故求中医诊治。现症：精神尚可，咳嗽不甚，有黄痰，咯痰不利，痰中无血丝，左胸部抽掣不适，腰部酸困，纳不佳，眠可，二便调。舌淡红，苔白质紫，脉细。化疗结束后2013年8月21日CT复查：颈部、肝、腹部均未见异常。血常规示：白细胞3.4×10^9/L。四诊合参，证属气阴两虚，痰瘀阻络证。治以益气养阴，化痰和络为主。

处方：①生黄芪30g，天冬30g，麦冬30g，熟地黄10g，阿胶10g，龟甲胶10g，鹿角胶10g，炙麻黄6g，守宫6g，鱼腥草30g，清半夏10g，杏仁10g，砂仁6g，炒白术10g，炙甘草6g。

12 剂。每日 1 剂，每剂煎 2 次，共约 400mL，合于一起，每日 2 次，每次口服 200mL。②龙宫莲胶囊（赵尚华老师自制，山西中医学院附属医院制剂）。每次 3 粒，每日 3 次。

2014 年 4 月 23 日二诊：服上药后，患者咳嗽减轻，痰中无血，诉受凉后易咳，左胸部抽掣不适，纳可，大便不畅。舌淡红，苔白质紫，脉细。原方酌加化瘀解毒药。

处方：生黄芪 30g，天冬 30g，麦冬 30g，熟地黄 10g，阿胶 10g，龟甲胶 10g，鹿角胶 10g，炙麻黄 6g，守宫 6g，鱼腥草 30g，清半夏 10g，杏仁 10g，砂仁 6g，炒白术 10g，白花蛇舌草 30g，白英 30g，炙甘草 6g。12 剂。每日 1 剂，每剂煎 2 次，共约 400mL，合于一起，每日 2 次，每次口服 200mL。

2014 年 5 月 23 日三诊：服上药后，诸症均有减轻，仍感左胸部不适，手心汗多，余无明显不适。舌淡红，苔白质紫，脉细滑。5 月 14 日复查 CT，与 3 月 16 日 CT 比较肺部肿块无明显变化。5 月 14 日查心电图（－）。肿瘤标志物（－）。血常规示：白细胞 3.6×10^9/L。原方减宣肺止咳药，酌加通络解毒药。

处方：生黄芪 30g，天冬 30g，麦冬 30g，熟地黄 10g，阿胶 10g，龟甲胶 10g，鹿角胶 10g，炙麻黄 6g，守宫 6g，鱼腥草 30g，清半夏 10g，杏仁 10g，砂仁 6g，炒白术 10g，白英 30g，夏枯草 30g，僵蚕 10g，炙甘草 6g。12 剂。每日 1 剂，每剂煎 2 次，共约 400mL，合于一起，每日 2 次，每次口服 200mL。

患者坚持服中药治疗一年半，2015 年 4 月 13 日复查 CT 示：左上肺炎症范围略增大，余无明显变化。腹部 CT 未见异常。颅脑 CT 未见异常。继续坚持服药。

按语：本案患者为老年男性，因肺气亏虚，水行不利，聚而为痰，气虚亦致血瘀，致痰瘀阻络，瘀血停着，新血不生，而有血虚之象。患者肺部有明显肿块，故将其归于宗分证范畴。证属气阴不足、痰瘀阻络证，治以益气养阴、化痰和络为主。方中生黄芪、天冬、麦冬益气养阴；熟地黄、阿胶、龟鹿胶滋阴养血；麻黄、鱼腥草、清半夏、杏仁清肺化痰；守宫化瘀解毒；砂仁、炒白术、甘草健脾和胃。该案属老年患者，故治疗时须掌握好攻补之间的关系，时刻注意固护正气，患者的整个治疗过程中都要以此为基本原则。

案例 15：郭某，男，74 岁。初诊：2014 年 11 月 9 日。主诉：胸痛半年。

患者于半年前因胸痛就诊于山西医科大学第一医院，经 CT 检查确诊为肺癌。患者因年龄较大不愿接受手术及放化疗，故求中医诊治。现症：胸痛，气喘，无咳嗽，无痰中带血，消瘦。纳可，眠可，二便调。四诊合参，证属肺气不足、宣降不利证。治以补益肺气、散结通络。

处方：生黄芪 30g，干姜 10g，炙麻黄 10g，细辛 3g，五味子 10g，白英 30g，鱼腥草 30g，守宫 6g，射干 10g，生薏苡仁 30g，炙甘草 6g。12 剂。每日 1 剂，每剂煎 2 次，共约 400mL，合于一起，每日 2 次，每次口服 200mL。

按语：本案患者为老年男性，年逾古稀，肺气不足，致肺失清肃，痰瘀阻络，而见胸痛、气喘等症。证属肺气不足、宣降不利证，治以补益肺气、散结通络为主。方中生黄芪补益肺气；干姜、麻黄、细辛、五味子、射干、鱼腥草温肺化饮；白英、守宫、生薏苡仁解毒散结；炙甘草调和诸药。如此，则肺气得补，痰瘀得散，但用药仍需注意患者体质，掌握好攻补比例。

案例 16：李某，男，80 岁。初诊：2015 年 9 月 2 日。主诉：胸痛 1 个月。

患者 1 个月前因胸部疼痛、咳嗽就诊于山西省肿瘤医院，行 CT 检查示：肺占位。因患者年龄偏大未行手术及放化疗，欲服中药调理。现症：胸部抽掣样疼痛，咳嗽不甚，有少量白痰，咯吐尚利。纳可，眠不佳，尿少，大便偏干。舌红苔黄，脉细数。四诊合参，证属气阴不足证。治以补气养阴、化瘀通络。

处方：生黄芪 30g，天冬 10g，麦冬 10g，白芍 10g，当归 10g，鳖甲 30g（先煎），龙眼肉 10g，炒枣仁 15g，鱼腥草 30g，金银花 30g，蝉蜕 10g，白英 30g，僵蚕 10g，砂仁 6g，炙甘草 6g。12 剂。每日 1 剂，每剂煎 2 次，共约 400mL，合于一起，每日 2 次，每次口服 200mL。

按语：本案系肺之气阴两伤，失其清肃润降之常，故胸痛、咳嗽少痰，尿少、便干亦属于阴津亏少之症，舌脉表现属阴虚有热之征。证属肺之气阴不足证。方中生黄芪、天冬、麦冬益气养阴，为君药；鳖甲、鱼腥草、金银花、蝉蜕、白英、僵蚕清肺热化瘀毒，白芍、当归、龙眼肉、炒枣仁养血安神，砂仁、甘草理气和胃，为佐药；甘草同时能调和诸药，为使药。共奏清燥热、养气阴、散瘀毒之效。

案例 17：梁某，男，60 岁。初诊：2014 年 2 月 12 日。主诉：发现肺癌 3 月余。

患者 3 个月前因咳嗽、咳痰就诊于北医三院，诊为肺癌，患者不愿行手术及放化疗，要求中医治疗。现症：咳嗽不甚，有白痰，咳吐不利，无胸痛、气紧等症，伴右胁肋部不适，纳不佳，眠差，便秘，两日一行。舌淡红，苔白，脉沉细。

2013年12月31日北医三院核磁：右肺占位，恶性可能性大；肝多发囊肿；右肺硬化条索；右肾囊肿。活检：右肺黏液腺癌浸润，形态及免疫组化结果支持结肠癌转移。四诊合参，证属气阴不足、痰瘀阻络证。治以补气养阴、活血通络为主。

处方：①生黄芪30g，紫草12g，生地黄15g，丹皮18g，白英30g，鱼腥草30g，枳壳10g，当归10g，麦冬10g，藿香10g，砂仁6g，炙甘草6g。12剂。每日1剂，每剂煎2次，共约400mL，合于一起，每日2次，每次口服200mL。②龙宫莲胶囊（赵尚华老师自制，山西中医学院附属医院制剂）。每次3粒，每日3次。

2014年2月26日二诊：服上药后，患者咳嗽有减，仍感腹胀、纳差，大便好转。舌淡红，苔白，脉沉细弱。原方酌加健脾和胃药。

处方：生黄芪30g，紫草12g，生地黄10g，白英30g，鱼腥草30g，枳壳10g，当归10g，藿香10g，砂仁6g，干姜10g，清半夏10g，石斛10g，神曲10g，炒白术10g，炙甘草6g。6剂。每日1剂，每剂煎2次，共约400mL，合于一起，每日2次，每次口服200mL。

2014年3月5日三诊：服上药后，患者诸症有减，食欲较前好转，腹胀减轻，大便可。舌淡红，苔白，脉沉细弱。改以补气养阴、化瘀通络为主。

处方：生黄芪 30g，紫草 10g，生地黄 10g，麦冬 10g，白英 30g，鱼腥草 30g，枳壳 10g，当归 10g，干姜 10g，清半夏 10g，石斛 10g，砂仁 6g，炙甘草 6g。12 剂。每日 1 剂，每剂煎 2 次，共约 400mL，合于一起，每日 2 次，每次口服 200mL。

2014 年 3 月 25 日四诊：患者一般情况可，精神可，不咳嗽，纳可，眠可，二便可。舌淡红，苔白，脉沉细。2014 年 3 月 19 日山西省肿瘤医院 CT 示：右肺下叶周围性肺癌，胸膜累及；右肺上叶后段小结节；肝囊肿可能。治以补气养阴，化瘀通络为主。

处方：生黄芪 30g，生地黄 10g，麦冬 10g，白英 30g，鱼腥草 30g，干姜 10g，清半夏 10g，石斛 10g，蝉蜕 10g，僵蚕 10g，夏枯草 30g，炙甘草 6g。12 剂。每日 1 剂，每剂煎 2 次，共约 400mL，合于一起，每日 2 次，每次口服 200mL。

继以此法坚持治疗两年，患者一般情况可，咳嗽不甚，纳可，眠可，二便可。多次复查均显示：未见肺部肿块有明显增大。仍坚持服药。

按语：《素问·阴阳应象大论》说："年四十而阴气自半也，起居衰矣。"本案患者为老年男性，肺之气阴本已不足，气虚痰阻血瘀而发为本病，症见咳嗽、有痰不利；纳差、眠不佳，便秘等亦属于气阴不足所致。结合舌脉，辨为气阴不足，痰瘀阻络证。治以益气养阴，化痰和络为主。方中生黄芪、麦冬益气养阴；紫草、生地黄、丹皮、当归凉血养血；枳壳、鱼腥草理气化痰；白英化瘀解毒；藿香、砂仁、炙甘草健脾和胃，取培土生金之意。配以益气养阴，解毒散结之龙宫莲胶囊。二诊、三诊、四诊时患者标实症状逐渐缓解，故组方中补气养阴之力渐增，祛邪之力渐减，亦属于攻补兼施之法的具体应用。该患者已治疗两年余，目前一般情况较好，西医检查肿块无明显变化，未发生转移。

案例 18：刘某，男，65 岁。初诊：2014 年 9 月 15 日。主诉：咳嗽两月余。

患者两个月前因咳嗽就诊于山西省肿瘤医院，行 CT 示：左肺癌。患者不愿接受手术及放化疗，遂求中医诊治。现症：咳嗽不甚，有痰色黄，尚利，口干，易生口疮，纳可，腹胀，腰困，腿软乏力，二便可，精神可。舌淡紫，苔白，脉沉细。四诊合参，证属痰瘀阻络证。治以清肺化痰为主。

处方：苏子 10g，当归 10g，清半夏 10g，陈皮 10g，前胡 10g，厚朴 10g，川贝 10g，肉桂 6g，鱼腥草 30g，炙甘草 6g。6 剂。每日 1 剂，每剂煎 2 次，共约 400mL，合于一起，每日 2 次，每次口服 200mL。

2014 年 9 月 22 日二诊：服上药后，患者咳嗽咳痰有减，痰色变白，尚利，消化欠佳，偶有"烧心"，二便可。舌淡紫，苔白厚，脉沉细。原方酌加和胃药。

处方：苏子 10g，当归 10g，清半夏 10g，陈皮 10g，前胡 10g，厚朴 10g，肉桂 6g，沉香 6g，金银花 30g，浙贝 10g，乌贼骨 10g，炙甘草 6g。6 剂。每日 1 剂，每剂煎 2 次，共约 400mL，合于一起，每日 2 次，每次口服 200mL。

2014 年 9 月 29 日三诊：服上药后，患者诸症均有减轻。舌淡紫，苔白厚，脉缓。原方酌加健脾和胃药。

处方：苏子10g，当归10g，陈皮10g，前胡10g，厚朴10g，肉桂6g，沉香6g，金银花30g，浙贝10g，乌贼骨10g，炒白术10g，炙甘草6g。6剂。每日1剂，每剂煎2次，共约400mL，合于一起，每日2次，每次口服200mL。

2014年10月27日四诊：患者咳嗽咳痰轻，精神好，纳一般，眠可，二便可。舌淡紫，苔白，脉缓有力。改以补气养阴，化瘀通络为主。

处方：①党参10g，生黄芪30g，炒白术10g，生薏苡仁30g，白英30g，鱼腥草30g，五味子10g，砂仁6g，神曲10g，三棱10g，莪术10g，浙贝10g，炙甘草6g。12剂。每日1剂，每剂煎2次，共约400mL，合于一起，每日2次，每次口服200mL。②龙宫莲胶囊（赵尚华老师自制，山西中医学院附属医院制剂）。每次3粒，每日3次。

继以此法加减治疗3个月，患者咳嗽咳痰轻微，精神好，纳可，眠可，二便调。仍坚持服药。

按语：本病是由于痰浊阻肺，宣降不利，气因痰阻，瘀血内生，痰瘀相互搏结，郁而化热，痰瘀热壅塞气道所致，临床见咳嗽、咳吐黄痰、口干、起口疮之症；李中梓在《医宗必读》中论述"积"症病因时指出："积之成者，正气不足，而后邪气踞之。"故出现腹胀，腰困，腿软乏力等症。治以豁痰顺气，化瘀通络为主。方中苏子、清半夏、陈皮、川贝、鱼腥草、前胡、厚朴均属清肺化痰理气之品；肉桂、当归温经通脉活血；炙甘草调和诸药。在初诊中采取以攻为主的原则；二诊、三诊时采取攻补兼施的原则；四诊之后患者标证轻微，故换用以补为主的原则，即"扶正所以祛邪"。

食道癌6例

案例1：米某，男，74岁。初诊：2015年9月25日。主诉：吞咽困难5月余。

患者于5月前出现吞咽困难，未予重视，症状进行性加重，后于2015年6月4日就诊于山西大医院，行胃镜示：食管中段23～27cm处有不规则隆起。病检：食道癌。因患者年龄较大，未行手术及放化疗，欲求中药治疗。现症：吞咽困难，能进流食，无腹痛、恶心、呕吐等症，消化尚可，二便可，精神较差，自发病以来体重减轻十余斤。今日钡餐造影示：食管中段可见约7cm充盈缺损。查癌胚抗原升高。四诊合参，证属胃阴不足、痰瘀互阻证。治以养阴和胃、化瘀通络为主。

处方：沙参15g，麦冬15g，石斛15g，清半夏10g，砂仁6g，山药10g，神曲10g，虎杖10g，守宫6g，三棱10g，莪术10g，炙甘草6g。12剂。每日1剂，每剂煎2次，共约400mL，合于一起，每日2次，每次口服200mL。

按语：本案患者为老年男性，因气阴亏虚、痰瘀交阻于食道而发病，致吞咽困难；机体失养则体质虚弱，逐渐消瘦。本病例病机以胃阴不足、痰瘀互阻为主，治以养阴和胃、化瘀通络。方用沙参、麦冬、石斛益胃生津；白芍、川牛膝、肉苁蓉补肾养血；清半夏、砂仁、山药、神曲化痰和胃；虎杖、守宫、三棱、莪术化瘀解毒；炙甘草调和诸药。如此则胃之气阴得以补充，痰瘀得以消散，诸症可减。

案例2： 杜某，男，58岁。初诊：2014年3月7日。主诉：吞咽困难4个月。

患者于2014年11月出现吞咽困难，就诊于山西省肿瘤医院，诊为食道癌。患者未行手术，化疗2次。现症：尚能进食面条，消化尚可，有时腹胀、呕吐，伴腿困，乏力。大便可。舌淡红，苔白齿痕，脉弦细。4个月来体重减轻20斤。血常规示：白细胞3.0×10^9/L。四诊合参，证属脾气虚弱、痰气交阻证。治以健脾化痰、理气开郁。

处方： ①红参10g，天冬10g，麦冬10g，石斛10g，砂仁6g，白英30g，守宫6g，生薏苡仁30g，清半夏10g，柴胡10g，黄芩10g，炒白术10g，干姜10g，炙甘草6g。12剂。每日1剂，每剂煎2次，共约400mL，合于一起，每日2次，每次口服200mL。②龙宫莲胶囊（赵尚华老师自制，山西中医学院附属医院制剂）。每次3粒，每日3次。

按语： 本病患者因痰气交阻，食道不利，则吞咽困难；痰气交阻，胃失和降，故腹胀嗳气，呕吐痰涎；气阴不足，故有腿困、乏力等虚象。结合舌脉，辨为脾气虚弱、痰气交阻证。治以健脾化痰、理气开郁。方中红参、天冬、麦冬、石斛益气养阴；炒白术、砂仁、干姜健脾和胃；白英、守宫化瘀散结；柴胡、黄芩、半夏梳理气机；炙甘草调和诸药。配以益气养阴，清热解毒的龙宫莲胶囊，共同达到脾胃调、腑气通、瘀毒祛、新肌生的功效。

案例3： 李某，女，72岁。初诊：2014年7月11日。主诉：

54

吞咽不适半年。

患者半年前因吞咽不适感就诊于山西省肿瘤医院，行胃镜检查诊断为食道癌。未行手术，化疗4次后症状减轻。现症：无明显吞咽困难，泄泻，为水样便，每日3~4次，餐后即泻。无腹痛，伴头晕、乏力。纳可，眠可，小便正常。自发病以来体重减轻10余斤。多次化验便常规＋潜血均未见异常。舌淡红，苔白，脉滑缓。四诊合参，证属脾虚湿胜证。治以健脾化湿为主。

处方：党参10g，茯苓10g，炒白术15g，炒白扁豆10g，陈皮10g，炒山药10g，莲子肉10g，生薏苡仁10g，砂仁6g，芡实10g，吴茱萸6g，补骨脂10g，川芎10g，天麻10g，炙甘草6g。6剂。每日1剂，每剂煎2次，共约400mL，合于一起，每日2次，每次口服200mL。

2014年7月18日二诊：服上药后，患者腹泻减轻，每日1~2次。余无明显不适。舌淡红，苔白，脉滑缓。原方酌加温补脾胃药。

处方：党参10g，茯苓10g，炒白术15g，炒白扁豆10g，陈皮10g，炒山药10g，莲子肉10g，生薏苡仁10g，砂仁6g，芡实10g，吴茱萸6g，补骨脂10g，川芎10g，天麻10g，肉桂3g，炙甘草6g。6剂。每日1剂，每剂煎2次，共约400mL，合于一起，每日2次，每次口服200mL。

按语： 本案患者为老年女性。患者年过古稀，阴液枯润，食道失于濡润，而成噎膈。经化疗后吞咽不适缓解，而脾气益损，脾虚不能正常输布水谷精微，而见泄泻、头晕、乏力等症。辨为脾虚湿胜证，治以参苓白术散加减，方中方中以党参、白术、茯苓益气健脾渗湿,为君药;配伍山药、莲子肉、陈皮、砂仁、助党参以健脾益气;芡实、吴茱萸、补骨脂温阳止泻;白扁豆、薏苡仁助白术、茯苓以健脾渗湿,均为臣药;佐以砂仁醒脾和胃,行气化滞;川芎、天麻行气活血;炙甘草健脾和中,调和诸药,为使药。诸药合用,补中气,渗湿浊,行气滞,恢复脾胃受纳与健运之职,则诸症自除。

案例4:李某,男,76岁。初诊:2014年3月7日。主诉:吞咽困难两月余。

患者于两个月前因吞咽困难就诊于原平市人民医院,行食道钡餐造影示:食道主动脉弓下段可见长约5.5cm的充盈缺损,局部黏膜中度破坏,管腔轻度狭窄。诊为:食道中段癌。因患者年龄偏大未行手术及放化疗,欲服中药调理。症见:吞咽时咽部有不适感,吃硬物更明显。伴胸痛,气紧,口干,纳可,大便干,2~3日一行,腹部怕冷,消瘦。舌淡红,苔白,脉滑。患者有冠心病史10余年。四诊合参,证属痰瘀交阻证。治以化瘀通络为主。

处方:怀山药12g,砂仁6g,清半夏10g,藿香10g,当归12g,石斛12g,守宫6g,白英30g,干姜10g,天冬12g,麦冬12g,太子参10g,莪术10g,虎杖10g,炙甘草6g。6剂。每日1剂,每剂煎2次,共约400mL,合于一起,每日2次,每次口服200mL。

2014年3月14日二诊:服上药后,患者诸症均有减轻。现症:吞咽不适感,气紧,消化欠佳,口干、便干好转。原方酌加健脾和胃药。

处方：怀山药 12g，砂仁 6g，清半夏 10g，藿香 10g，当归 12g，石斛 12g，守宫 6g，白英 30g，干姜 10g，天冬各 12g，太子参 10g，莪术 10g，神曲 10g，生薏苡仁 30g，肉桂 3g，炙甘草 6g。6 剂。每日 1 剂，每剂煎 2 次，共约 400mL，合于一起，每日 2 次，每次口服 200mL。

2014 年 3 月 21 日三诊：服上药后，患者诸症有减。舌淡红，苔白，脉缓有力。继以前法治疗。

处方：怀山药 12g，砂仁 6g，清半夏 10g，藿香 10g，当归 12g，石斛 12g，守宫 6g，白英 30g，干姜 10g，天冬各 12g，太子参 10g，莪术 10g，神曲 10g，生薏苡仁 30g，陈皮 10g，浙贝 10g，炙甘草 6g。12 剂。每日 1 剂，每剂煎 2 次，共约 400mL，合于一起，每日 2 次，每次口服 200mL。

按语：徐灵胎指出："噎膈之症，必有瘀血顽痰逆气，阻隔胃气。"本病例即因痰瘀交阻于食道，致吞咽困难；机体失养则体质虚弱，逐渐消瘦；患者年逾古稀，气阴亏虚，而见口干、便秘等症。本病例病机关键在于痰瘀交阻食道，治以化痰行瘀为主，益气养阴为辅。方用清半夏、藿香、莪术、虎杖、守宫、白英、当归化痰行瘀解毒；干姜、怀山药、砂仁、石斛、天冬、麦冬、太子参益气养阴；炙甘草调和诸药。之后二诊、三诊患者症状渐减，仍坚持治疗。

案例 5：刘某，女，62 岁。初诊：2015 年 7 月 22 日。主诉：吞咽困难 5 月余。

患者于 5 个月前出现吞咽困难，未予重视，症状进行性加重，于 2015 年 7 月 1 日就诊于山西医科大学第一医院，行胃镜示：食道占位，胃下垂，慢性胃炎。病理活检示：食道鳞状细胞癌。现症：吞咽困难，尚能进食流食，胸背部疼，口干，暗哑，无腹痛、恶心、呕吐等症，有白痰，多而不利，大便干，10 天一行。舌淡红，苔白，脉沉细。自发病以来体重减轻 10 余斤。有哮喘史 20 余年。四诊合参，证属胃阴不足，津亏热结证。治以养阴和胃为主。

处方：沙参 10g，白芍 10g，麦冬 12g，石斛 15g，川牛膝 10g，清半夏 10g，砂仁 6g，金银花 30g，肉苁蓉 15g，白英 30g，守宫 6g，桔梗 10g，神曲 10g，八月札 10g，炙甘草 6g。12 剂。每日 1 剂，每剂煎 2 次，共约 400mL，合于一起，每日 2 次，每次口服 200mL。

2015 年 8 月 5 日二诊：服上药后，患者感觉诸症略有减轻。舌淡红，苔黄，脉弦细。原方酌加清热解毒养阴药。

处方：沙参 10g，白芍 10g，麦冬 12g，石斛 15g，川牛膝 10g，清半夏 10g，砂仁 6g，金银花 30g，肉苁蓉 15g，白英 30g，守宫 6g，桔梗 10g，神曲 10g，八月札 10g，五味子 10g，石见穿 10g，炒栀子 10g，炙甘草 6g。12 剂。每日 1 剂，每剂煎 2 次，共约 400mL，合于一起，每日 2 次，每次口服 200mL。

2015 年 8 月 19 日三诊：服上药后，患者能进食汤面等流食，胸背疼痛减轻，痰多色白不利，小便无力，大便偏干，两日一行。舌淡红，苔白，脉沉细。原方酌加化痰散结药。

处方：沙参 10g，白芍 10g，麦冬 12g，石斛 15g，川牛膝 10g，清半夏 10g，砂仁 6g，金银花 30g，肉苁蓉 15g，白英 30g，守宫 6g，浙贝 10g，僵蚕 10g，黄芩 10g，干姜 6g，八月札 10g，炙甘草6g。12剂。每日1剂，每剂煎2次，共约400mL，合于一起，每日2次，每次口服200mL。

继以此法加减治疗3月，患者症状有所好转，可进食饺子，仍痰多不利，大小便可。仍坚持服药。

按语：本案患者为老年女性，因气阴亏虚、痰瘀交阻于食道而发病，致吞咽困难、胸背疼痛；机体失养则体质虚弱，逐渐消瘦，同时并见口干、喑哑、便秘等症；气虚水液不能正常运行，聚而为痰，故痰多。本病例属噎膈之重症，目前病机以胃阴不足，津亏热结为主，治以滋阴养血，润燥生津。方用沙参、麦冬、石斛益胃生津；白芍、川牛膝、肉苁蓉补肾养血；清半夏、砂仁、神曲化痰和胃；金银花、白英、守宫、八月札化瘀解毒；桔梗理气；炙甘草调和诸药。如此治疗3月，患者症状明显好转。

案例6：高某，男，63岁。初诊：2014年4月11日。主诉：乏力半月余。

患者于2014年1月因"贫血2月余"在301医院住院，查为贲门癌，病理回报：食管－胃交界处溃疡型混合性腺－神经内分泌癌，其中部分为低分化腺癌及印戒细胞癌，部分为神经内分泌癌G3，核分裂象31个/10HPF。肿瘤大小3cm×3cm×1.5cm，癌组织累及齿状线及食管鳞状上皮下，最深侵犯胃壁浆膜下层，脉管内见癌栓。住院行手术治疗并化疗。4月9日查血常规：白细胞$3.12×10^9$/L，血红蛋白116.9g/L。现症：消瘦，乏力，纳差，无明显吞咽困难，小便少，大便可。舌淡红，苔白，脉细数。四诊合参，证属气阴两虚证。治以健脾和胃、益气养阴。

处方：柴胡10g，太子参10g，黄芩10g，清半夏10g，藿香10g，砂仁6g，白蔻仁6g，鸡内金6g，神曲10g，生黄芪30g，熟地黄10g，鹿角胶10g（烊化），阿胶10g（烊化），炙甘草6g。12剂。每日1剂，每剂煎2次，共约400mL，合于一起，每日2次，每次口服200mL。

按语： 本案患者为老年男性。患者年过半百，胃阴不足，在此基础上复因情志失调，饮食失节等影响，而致痰气瘀热搏结，津枯血槁，发为本病。诚如《医宗必读·反胃噎膈》所说："大抵气血亏损，复因悲思忧恚，则脾胃受伤，血液渐耗，郁气生痰，痰则塞而不通，气则上而不下，妨碍道路，饮食难进，噎塞所由成也。脾胃损伤，运行失职，不能腐熟五谷，变化精微，朝食暮吐，暮食朝吐，食虽入胃，复反而出，反胃所由成也。"胃阴不足，不能正常输布水谷精微，而见消瘦、乏力、纳差等症。辨为气阴两虚证，治以小柴胡汤加减。方中小柴胡汤（柴胡、太子参、黄芩、清半夏）疏理三焦气机，此处以太子参易原方之人参；藿香、砂仁、白蔻仁、鸡内金、神曲健脾和胃；生黄芪、熟地黄、鹿角胶、阿胶益气养血；炙甘草调和诸药。诸药合用，共奏健脾和胃、益气养阴之功。

胃癌1例

翟某，男，72岁。初诊：2014年11月12日。主诉：胃脘憋胀不适半年余。

患者因胃脘胀满不适于2014年10月27日就诊于山西省肿瘤

医院，行胃镜检查示：胃癌。B超示：胆结石。患者不愿接受手术及放化疗，遂出院，欲求中医诊治。现症：胃脘胀满不适，怕冷，无胃痛、恶心、吐酸、嗳气、口干等症，纳可，便秘，两日一行，曾有过黑便5天，精神尚可。舌淡紫，苔白，脉缓。四诊合参，证属胃阴不足、痰瘀阻络证。治以补气养阴、和胃通络为主。

处方：①生黄芪18g，天冬10g，麦冬10g，知母10g，干姜10g，怀山药10g，炒枳壳10g，神曲10g，炒白术12g，鸡内金6g，守宫6g，三七粉3g（冲），炙甘草6g。6剂。每日1剂，每剂煎2次，共约400mL，合于一起，每日2次，每次口服200mL。②龙宫莲胶囊（赵尚华老师自制，山西中医学院附属医院制剂）。每次3粒，每日3次。

2014年11月28日二诊：服上药后，患者大便通畅，日一次，纳可，自觉腹部有灼热感，仍胀满不适，排气多。舌淡紫，苔白，脉细迟。原方酌加理气药。

处方：生黄芪18g，天冬10g，麦冬10g，干姜10g，怀山药10g，枳壳10g，神曲10g，炒白术12g，守宫6g，三七粉3g（冲），石斛12g，肉苁蓉10g，川厚朴10g，炙甘草6g。6剂。每日1剂，每剂煎2次，共约400mL，合于一起，每日2次，每次口服200mL。

2014年12月12日三诊：服上药后，患者腹胀有减，纳可，眠可，大便日两次。舌淡紫，苔白，脉细迟。原方酌加温阳药。

处方：生黄芪18g，天冬10g，麦冬10g，知母10g，干姜10g，怀山药10g，枳壳10g，神曲10g，炒白术12g，守宫6g，三七粉 3g（冲），肉桂 6g，莪术 10g，肉苁蓉 10g，炙甘草 6g。6剂。每日 1 剂，每剂煎 2 次，共约 400mL，合于一起，每日 2 次，每次口服 200mL。

继以此法加减治疗近 5 月，于 2015 年 4 月 22 日山西中医学院附属医院腹部 CT 示：胃小弯侧黏膜增厚。与上次 CT 相比无明显变化。仍坚持服药。

按语：胃癌为临床常见恶性肿瘤。中医认为，胃为阳土，主受纳，腐熟水谷，为多气多血之腑。所以，无论外感六淫或情志内伤、饮食失宜，均可致胃腑受伤，初则气机壅滞，继则上逆为患。胃气阻滞，脾失健运，水湿不化，聚而成痰，日久及血，气滞血瘀，而发本病。胃为六腑之一，腑以通为用，无论气滞、痰阻、血瘀，均可致腑气不通，不通则痛，而见胃脘胀痛。本案患者为老年男性，气阴不足，故见有胃胀不适、便秘等症。辨为胃阴不足证。方用生黄芪、天冬、麦冬、知母益气养阴；干姜、怀山药、枳壳、神曲、炒白术、鸡内金健脾和胃；守宫化瘀散结；三七粉止血；炙甘草调和诸药。共奏补气养阴，和胃通络之功。根据患者病情变化加减治疗 5 月，患者一般情况可，复查无明显变化。

肝癌 3 例

案例 1：郑某，女，75 岁。初诊：2015 年 12 月 16 日。主诉：发现肝癌半年余。

患者于 2015 年 6 月因腹胀就诊于原平市人民医院，行 B 超示：肝癌。因患者年龄较大，不愿接受手术及放化疗，欲求中医诊治。现症：腹胀，口干苦，无腹痛、恶心、呕吐、黄疸等症，便秘，纳可，眠可。舌红苔白，脉细滑。2015年12月9日原平市第二医院腹部B超示：肝右前叶可见一约9.2cm×5.2cm的不均质回声团块，下腹部可见1.5cm液性暗区。四诊合参，证属肝阴不足、毒瘀阻络证。治以滋养肝阴、化瘀散结为主。

处方：党参10g，枳壳10g，白芍10g，柴胡10g，鳖甲30g（先煎），麦冬15g，当归10g，丹参30g，白英30g，酒大黄10g，白花蛇舌草30g，板蓝根30g，车前子10g（包），石韦10g，生地黄18g，天花粉10g，丹皮15g，神曲10g，炙甘草6g。12剂。每日1剂，每剂煎2次，共约400mL，合于一起，每日2次，每次口服200mL。

按语：本案患者为老年女性，年逾古稀，气阴不足，正衰邪盛，湿热兼血瘀阻于经络而发病，症见腹胀、口干苦、便秘等症。其中病机关键是血瘀，故治以攻邪为主，兼以扶正。方用枳壳、柴胡、鳖甲、白英、酒大黄、板蓝根、白花蛇舌草理气化瘀，解毒散结；党参、白芍、麦冬、当归、丹参益气养阴活血；车前子、石韦、神曲利湿和中；生地黄、天花粉、丹皮养阴清热；炙甘草调和诸药。共奏滋养肝阴，化瘀散结之功。

案例2：付某，男，61岁。初诊：2015年1月23日。主诉：肝癌、结肠癌术后1个月。

患者20年前行结肠癌切除术2次，2014年3月行肝癌切除术，2014年12月行肝癌、结肠癌切除术，4次均为原发癌。2015年1月19日山西省肿瘤医院出院诊断：右肝癌；横结肠腺癌；小肠腺癌。现症：手术创口疼痛，余无明显不适。纳可，眠可，精神可，二便调。舌淡红，苔白，脉弦细。四诊合参，证属气阴两虚证。治以益气养阴、凉血解毒。

处方：生黄芪30g，天冬10g，麦冬10g，生薏苡仁30g，山萸肉10g，半边莲30g，板蓝根10g，生地黄30g，紫草10g，白花蛇舌草30g，炙甘草6g。12剂。每日1剂，每剂煎2次，共约400mL，合于一起，每日2次，每次口服200mL。

继以此法治疗两月后，于2015年3月23日复查CT示：肝及结肠癌术后。癌系列（-）。患者面色红润，精神可，纳可，眠可，二便调，无不适，体重较术后增加两公斤。舌淡红，苔白，脉缓。改方为凉血解毒为主。

处方：生地黄30g，丹皮18g，紫草10g，山萸肉10g，生薏苡仁30g，板蓝根30g，土茯苓30g，守宫6g，蝉蜕10g，僵蚕10g，茵陈15g，炙甘草6g。12剂。每日1剂，每剂煎2次，共约400mL，合于一起，每日2次，每次口服200mL。

继以该法坚持治疗一年余，患者精神好，每天可走11公里，纳好，眠可，二便调，体重增加5公斤。复查与术后相比未见明显变化。继续坚持服药。

按语： 肝癌一病，早在《内经》就有类似记载，历代有肥气、痞气、积气之称。如《难经·五十六难》载："肝之积名曰肥气，在左胁下，如覆杯，有头足。"宋代《圣济总录》对其症状做了详细描述："积气在腹中，久不差，牢固推之不移……按之其状如杯盘牢结，久不已，令人身瘦而腹大，至死不消。"本病以脏腑气血亏虚为本，气、血、湿、热、瘀、毒互结为标，蕴结于肝，渐成癥积，肝失疏泄为基本病机，日久及阴，导致肝之气阴两虚。本案患者发生过4次原发性癌，机体气阴受损明显，且术后不久，故初诊以益气养阴为主。方中生黄芪、天冬、麦冬、山萸肉、生地黄益气养阴；紫草、生薏苡仁、半边莲、板蓝根、白花蛇舌草凉血解毒；炙甘草调和诸药。待患者2月后气阴渐复，可耐受攻伐时改以凉血解毒为主。该患者来就诊时已被西医院宣判说只有半年生存期，然而用中药随症加减治疗一年余，一般状况明显好转，精神极好，取得非常满意的疗效，堪称奇迹。

案例3：梁某，男，70岁。初诊：2015年2月4日。主诉：右腹部疼痛半月。

患者因右侧腹部疼痛于2015年1月26日就诊于山西医科大学第一医院，行CT示：肝内多发实性占位（恶性），胆囊壁毛糙、增厚。因患者年龄偏大未行手术及放化疗，欲服中药调理。现症：右侧上腹部疼痛，伴口干，无腹胀、恶心、呕吐等症，纳可，眠可，二便调。否认肝炎史。舌淡红，苔白质干，脉沉细。2015年1月26日查生化系列：谷草转氨酶、谷丙转氨酶均升高。四诊合参，证属湿热毒聚证。治以清利湿热、化瘀解毒。

处方：金钱草30g，茵陈10g，丹皮15g，川楝子10g，生地黄15g，延胡索10g，白英30g，白花蛇舌草30g，板蓝根30g，生薏苡仁30g，炙甘草6g。12剂。每日1剂，每剂煎2次，共约400mL，合于一起，每日2次，每次口服200mL。

按语：本案患者为老年男性，基本病机为正衰邪盛，湿热未尽兼血瘀，致经络阻塞而发病，病机关键在于湿热。湿热内蕴，肝脾损伤，气血痰湿相互搏结，停于胁下，水湿停聚于腹而成鼓胀。故辨为湿热毒聚证，方中用大剂量清利湿热药，如金钱草、茵陈、板蓝根、生薏苡仁；配伍化瘀解毒之白英、白花蛇舌草，养阴凉血之丹皮、生地黄，理气止痛之川楝子、延胡索，调和诸药之炙甘草。共奏清利湿热、化瘀解毒之功。

乳腺癌 3 例

案例1：高某，女，66 岁。初诊：2015 年 1 月 23 日。主诉：左侧乳房疼痛 1 月余。

患者 20 年前即有乳腺增生病。此次疼痛因生气引起，现症：左乳疼痛，头汗多，纳可，眠差，二便可。舌淡红，苔白齿痕，脉滑。查体：左乳有约 5cm×5cm 红肿结块。已停经 10 年。今日钼靶：左侧乳腺占位性病变，考虑左侧乳腺恶性肿瘤；双侧乳腺增生。四诊合参，证属冲任不调证。治以调理冲任、疏肝理气。

处方：仙茅 10g，威灵仙 10g，肉苁蓉 10g，蒲公英 30g，白英 30g，知母 10g，炒黄柏 10g，鹿角霜 10g，生薏苡仁 30g，猪苓 10g，香附 10g，川楝子 10g，炙甘草 6g。12 剂。每日 1 剂，每剂煎 2 次，共约 400mL，合于一起，每日 2 次，每次口服 200mL。

2015 年 2 月 4 日二诊：服上药后，患者左乳疼痛减轻，头汗减少，纳可，眠差，二便调。舌淡红，苔白齿痕，脉滑。原方酌加活血化瘀药。

处方：仙茅 10g，威灵仙 10g，肉苁蓉 10g，蒲公英 30g，白英 30g，知母 10g，炒黄柏 10g，鹿角霜 10g，生薏苡仁 30g，猪苓

10g，香附 10g，巴戟天 10g，三棱 10g，莪术 10g，炙甘草 6g。12
剂。每日 1 剂，每剂煎 2 次，共约 400mL，合于一起，每日 2 次，
每次口服 200mL。

2015 年 2 月 25 日三诊：服上药后，患者左乳疼痛减轻，结
块自觉变软，头汗不多，偶有心悸，纳可，眠一般，二便调。舌
淡红，苔白齿痕，脉细滑。原方酌加养心安神药。

处方：仙茅 10g，威灵仙 10g，肉苁蓉 10g，蒲公英 30g，白
英 30g，知母 10g，炒黄柏 10g，鹿角霜 10g，生薏苡仁 30g，猪苓
10g，香附 10g，巴戟天 10g，炒枣仁 10g，土茯苓 30g，炙甘草
6g。12 剂。每日 1 剂，每剂煎 2 次，共约 400mL，合于一起，每
日 2 次，每次口服 200mL。

2015 年 3 月 27 日四诊：服上药后，患者左乳有轻微疼痛，
头汗不多，心悸无，纳可，眠可，二便调。舌淡红，苔白齿痕，
脉滑缓。仍以调理冲任为主。

处方：①仙茅 10g，威灵仙 10g，肉苁蓉 10g，蒲公英 30g，
白英 30g，知母 10g，炒黄柏 10g，鹿角霜 10g，生薏苡仁 30g，巴
戟天 10g，炒枣仁 10g，土茯苓 30g，炙甘草 6g。12 剂。每日 1
剂，每剂煎 2 次，共约 400mL，合于一起，每日 2 次，每次口服
200mL。②龙宫莲胶囊（赵尚华老师自制，山西中医学院附属医
院制剂）。每次 3 粒，每日 3 次。

继以此法治疗 3 个月，患者左乳疼痛轻微，精神可，纳可，
眠可，二便调。仍坚持服药。

按语： 本案患者为老年女性，素有乳腺增生病，已绝经多
年。赵老认为，冲脉为"十二经脉之海"掌管女子月经及孕育功

能。任脉调理阴经气血，为"阴脉之海"，任主胞胎（子宫和卵巢）；冲任同起于胞宫，相互交通。故冲任二脉的功能出现障碍，就有可能导致妇科疾病的发生，如乳腺增生病。乳房为肝经所过，患者本次发病因肝气郁结，失于疏泄，气滞血瘀，积聚乳房而成。治以调理冲任，疏肝理气。方用二仙汤加减。方中仙茅、威灵仙、肉苁蓉、鹿角霜温肾阳，补肾精；黄柏、知母泻肾火、滋肾阴；蒲公英、白英、生薏苡仁、猪苓化痰散结；香附、川楝子疏肝理气止痛；炙甘草调和诸药。根据患者病情变化加减治疗3月余，患者症状明显好转。

案例2：郭某，女，49岁。初诊：2015年11月25日。主诉：右乳肿块两年半。

患者素有乳腺增生病10年，自诉于2013年5月生气后发现右乳肿块，未给与重视。2015年10月因肿块有所增大就诊于山西省肿瘤医院，行钼靶及穿刺示：乳癌。患者不愿接受手术及放化疗，欲求中医诊治。现患者自觉无明显不适。精神可，纳可，眠可，二便调。月经已乱。舌淡红，苔白，脉细。四诊合参，证属痰瘀阻络证。治以化瘀通络为主。

处方：肉苁蓉10g，仙茅10g，威灵仙10g，蒲公英30g，知母10g，鹿角霜10g，三棱10g，莪术10g，当归10g，白芍10g，山慈菇10g，生薏苡仁30g，炙甘草6g。12剂。每日1剂，每剂煎2次，共约400mL，合于一起，每日2次，每次口服200mL。

按语：患者为中年女性，有乳腺增生病史，乳房为肝经所过，因生气后导致肝气郁结，失于疏泄，气滞血瘀血瘀，积聚乳房而发病。本患者尚属于乳腺癌早期，不明显不适，机体正气尚充足，可耐受攻伐，故治以化瘀通络为主。方中用三棱、莪术破血逐瘀；山慈菇、生薏苡仁、蒲公英化瘀解毒；当归、白芍养血活血；肉苁蓉、仙茅、威灵仙、知母、鹿角霜调理冲任；炙甘草调和诸药。但祛邪亦不可忘扶正，故方中酌量配伍了补肾养血之药，亦属攻补兼施的治法。

案例3：李某，女，74岁。初诊：2014年9月12日。主诉：发现左乳肿块1月余。

患者1个月前无意中发现左乳有一鸡蛋大小肿块。并于2014年8月20日在长治中医院行乳腺彩超检查示：左侧乳腺低回声团块伴钙化灶存在；左乳脂肪组织内有癌细胞浸润。追问病史，患者2014年4月29日曾因咳嗽在潞安医院拍胸片示：左肺门占位并远端阻塞性肺不张；左侧胸腔积液。今日钼靶：左乳腺占位癌，双侧乳房血管钙化。现症：乳房肿块不痛。咳嗽轻微，有白痰，痰中无血丝，遇冷加重。乏力，纳可，眠可，二便调。发病以来体重无明显减轻。舌淡红，苔白齿痕，脉沉细。四诊合参，证属气阴不足证。治以补气养阴、化瘀通络。

处方：生黄芪30g，党参10g，生地黄15g，丹皮10g，桔梗10g，紫草10g，仙茅10g，威灵仙10g，肉苁蓉12g，莪术10g，蝉蜕10g，僵蚕10g，白英30g，炙甘草6g。12剂。每日1剂，每剂煎2次，共约400mL，合于一起，每日2次，每次口服200mL。

2014年10月8日二诊：服上药后，患者自觉无明显变化。因近日天气变冷，患者咳嗽、咳痰加重，伴气短、乏力。纳可，眠可，二便调。舌淡红，苔白齿痕，脉沉细。原方酌加止咳化痰药。

处方：生黄芪30g，党参10g，生地黄15g，丹皮10g，桔梗10g，紫草10g，仙茅10g，威灵仙10g，肉苁蓉12g，莪术10g，蝉蜕10g，僵蚕10g，白英30g，炙麻黄6g，杏仁10g，炙甘草6g。12剂。每日1剂，每剂煎2次，共约400mL，合于一起，每日2次，每次口服200mL。

2014年10月31日三诊：服上药后，患者诸症均有减轻，仍觉乏力。纳可，眠可，二便调。舌淡红，苔白齿痕，脉沉细。原方酌加补气药。

处方：①生黄芪30g，红参10g（先煎），生地黄15g，丹皮10g，桔梗10g，紫草10g，仙茅10g，威灵仙10g，肉苁蓉12g，莪术10g，蝉蜕10g，僵蚕10g，白英30g，炙甘草6g。12剂。每日1剂，每剂煎2次，共约400mL，合于一起，每日2次，每次口服200mL。②龙宫莲胶囊（赵尚华老师自制，山西中医学院附属医院制剂）。每次3粒，每日3次。

按语：本案患者为老年女性，年逾古稀，气阴不足，致痰瘀阻络，而见乳房结块，乏力等症。患者正虚较为明显，故治以扶正为主，攻邪为辅。方中用生黄芪、党参益气养阴；仙茅、威灵仙、肉苁蓉补肾精；生地黄、丹皮、紫草滋阴凉血；桔梗理气；莪术、蝉蜕、僵蚕、白英化痰行瘀散结；炙甘草调和诸药。配以益气养阴，化瘀解毒之龙宫莲胶囊。共奏益气养阴、化瘀通络之功。

睾丸癌 1 例

李某，男，79 岁。初诊：2015 年 9 月 4 日。主诉：右侧睾丸肿痛 2 个月。

患者 2 个月前发现右侧睾丸肿大疼痛，伴乏力、干咳，并于 2015 年 8 月 10 日就诊于山西省中医院，行 B 超示：右侧睾丸占位（恶性）；右侧鞘膜积液；盆腔大量积液。查：右睾丸肿大约 5cm×8cm，其上方肿胀约 12cm×5cm（囊性）。胸片示：双侧胸腔积液，以右侧为甚；右下肺膨胀不全；右侧第 5 肋水平钙化灶。因患者年龄偏大未行手术及放化疗，欲服中药调理。现症：右侧睾丸肿大疼痛，伴乏力，干咳，口干不欲饮，腹胀，小便少，大便不畅。舌淡红，苔白，脉弦细。四诊合参，证属气阴两虚、痰瘀阻络证。治以补气养阴、化痰通络。

处方：生黄芪 30g，天冬 12g，麦冬 12g，鳖甲 30g（先煎），荔枝核 10g，莪术 10g，橘核 10g，夏枯草 15g，桂枝 6g，土茯苓 18g，猪苓 10g，泽泻 10g，炙甘草 6g。12 剂。每日 1 剂，每剂煎 2 次，共约 400mL，合于一起，每日 2 次，每次口服 200mL。

2014 年 9 月 16 日二诊：服上药后，患者自觉诸症有减。仍乏力，大便不畅。舌淡红，苔白，脉弦细。原方酌加补气药。

处方：生黄芪 30g，天冬 12g，麦冬 12g，鳖甲 30g（先煎），荔枝核 10g，莪术 10g，橘核 10g，夏枯草 15g，桂枝 6g，土茯苓 18g，红参 6g（先煎），泽泻 10g，炙甘草 6g。12 剂。每日 1 剂，每剂煎 2 次，共约 400mL，合于一起，每日 2 次，每次口服200mL。

2014年9月30日三诊：服上药后，患者仍感右侧睾丸肿痛，坐姿不当疼痛会加重。伴乏力，干咳，口干不欲饮，腹胀，小便少，大便不畅，双下肢凹陷性水肿3天。舌淡红，苔白，脉弦细。追问病史，患者诉有冠心病史。原方酌加温补阳气药。

处方：①生黄芪30g，天冬12g，麦冬12g，鳖甲30g（先煎），荔枝核10g，莪术10g，橘核10g，夏枯草15g，桂枝6g，土茯苓18g，红参10g（先煎），制附片10g（先煎），泽泻10g，炙甘草6g。12剂。每日1剂，每剂煎2次，共约400mL，合于一起，每日2次，每次口服200mL。②五倍子30g，枯矾30g。4剂。水煎外敷于肿胀的睾丸处，每日1次，每次20分钟。

按语：中医学中没有"睾丸癌"病名。据医典记载，当属于中医"子岩""疝子""肾囊痈"等的范畴。汉代《华佗神医秘传》："子痈者谓肾子作痛，溃烂成脓，不急治愈，有妨生命。"明代陈实功《外科正宗》："夫囊痈者……初起不红微肿……"其对睾丸癌的病理进展过程做了详细的描述。本案患者为老年男性，年逾古稀，气阴不足，水湿内生，循肝经下注，日久蕴而生热化毒，而发本病，症见睾丸肿大疼痛，乏力，干咳，口干不欲饮，腹胀，小便少，大便不畅等症。治以补气养阴，化痰通络。方中生黄芪、天冬、麦冬、鳖甲益气养阴清热；荔枝核、莪术、橘核、土茯苓、夏枯草化痰散瘀；桂枝、猪苓、泽泻温阳利水；炙甘草调和诸药。如此则气阴得补，痰瘀得散，诸证得以消除。

骨髓瘤 1 例

栗某，男，61 岁。初诊：2014 年 8 月 15 日。主诉：腰背痛 2 年。

患者于 2012 年摔伤后检查发现多发性骨髓瘤。未行放化疗，对症治疗后疼痛好转，欲求中医诊治。现症：腰背痛较重，骶骨部位窜痛，伴下肢无力，行动受限，精神不佳，纳可，眠可，二便可。舌淡紫，苔白，脉缓。四诊合参，证属肾虚血瘀证。治以补益肾气、活血通络为主。

处方：肉苁蓉 10g，熟地黄 10g，巴戟天 10g，白芍 10g，骨碎补 10g，生黄芪 30g，鸡血藤 30g，砂仁 10g，鹿衔草 18g，川芎 10g，天麻 10g，神曲 10g，葛根 18g，怀牛膝 10g，炙甘草 6g。12 剂。每日 1 剂，每剂煎 2 次，共约 400mL，合于一起，每日 2 次，每次口服 200mL。

2014 年 8 月 29 日二诊：服上药后，患者自诉疼痛感减轻，腰腿酸困较明显，舌淡紫，苔白，脉沉缓。原方酌加补肾通络药。

处方：肉苁蓉 10g，熟地黄 10g，巴戟天 10g，白芍 10g，骨碎补 10g，生黄芪 30g，鸡血藤 30g，威灵仙 10g，地龙 10g，鹿衔草 18g，川芎 10g，天麻 10g，神曲 10g，葛根 18g，怀牛膝 10g，炙甘草 6g。12 剂。每日 1 剂，每剂煎 2 次，共约 400mL，合于一起，每日 2 次，每次口服 200mL。

2014 年 9 月 19 日三诊：服上药后，患者疼痛、酸困感均明显减轻，精神可，纳可，眠可，二便可。舌淡紫，苔白，脉沉缓。原方酌加补肾通络药。

处方：肉苁蓉 10g，熟地黄 10g，巴戟天 10g，白芍 10g，骨碎补 10g，生黄芪 30g，鸡血藤 30g，砂仁 10g，鹿衔草 18g，神曲 10g，煅龙骨 10g，怀牛膝 10g，炙甘草 6g。12 剂。每日 1 剂，每剂煎 2 次，共约 400mL，合于一起，每日 2 次，每次口服 200mL。

继以此法加减治疗半年余，患者腰背疼痛明显减轻，可自行走路，一般情况好。

按语：多发性骨髓瘤在中医学历代文献中并未出现过，但根据临床症状，可将其归属于中医学"骨痹""腰痛""骨蚀""虚劳""痿痹"等范畴。中医认为先天禀赋不足，脏腑亏虚，病邪入脏内搏于骨，以致毒入骨髓，瘀毒内结，精髓不生，致气血亏虚。该病多发于老年人，患者年老体弱，素体亏虚，肾精不足，肝肾亏虚，精髓无以化生，筋骨失养而发病。本案患者即属于此，故治以补益肾气，活血通络。方用肉苁蓉、熟地黄、巴戟天、骨碎补、鹿衔草、怀牛膝滋补肾精；生黄芪、白芍、鸡血藤、天麻、川芎益气养血；砂仁、神曲、葛根和胃理气，炙甘草调和诸药。随症加减治疗半年余，患者病情明显好转，疗效满意。

口腔癌 1 例

王某，男，80 岁。初诊：2014 年 10 月 17 日。主诉：发现上腭部白色溃疡 1 月余。

患者于1月前因牙痛而拔牙，拔牙后出现颌下疼痛，后发现上腭部出现白色溃疡。于2014年10月13日在山西医科大学第一医院行CT示：考虑右侧上磨牙区及硬腭恶性占位性病变（约3.7cm），并临近骨质破坏；右侧上颌窦炎；双侧颈部、颌下及颏下多发稍大淋巴结。因患者年龄较大，不愿接受手术及放化疗，欲求中药治疗。现症：颌下疼痛，口不干，纳可，眠可，小便可，大便干，2～3日一行，精神不佳。舌淡红，苔白厚，脉细。四诊合参，证属气阴不足、痰瘀阻络证。治以补气养阴、化痰通络为主。

处方：①生黄芪30g，天冬12g，当归10g，守宫6g，僵蚕10g，蝉蜕10g，片姜黄10g，酒大黄3g，骨碎补10g，肉苁蓉10g，炙甘草6g。6剂。每日1剂，每剂煎2次，共约400mL，合于一起，每日2次，每次口服200mL。②龙宫莲胶囊（赵尚华老师自制，山西中医学院附属医院制剂）。每次3粒，每日3次。

2014年10月24日二诊：服上药后，患者精神好转，大便通畅，日一次，自诉昨晚牙疼较甚。舌淡红，苔白，脉弦细。原方酌加化瘀止痛药。

处方：生黄芪30g，天冬12g，当归10g，守宫6g，僵蚕10g，蝉蜕10g，片姜黄10g，酒大黄3g，骨碎补10g，肉苁蓉10g，延胡索10g，板蓝根30g，白花蛇舌草30g，炙甘草6g。6剂。每日1剂，每剂煎2次，共约400mL，合于一起，每日2次，每次口服200mL。

2014年10月31日三诊：患者自诉夜间牙痛较重，影响睡眠，白天减轻。近两天腹泻，纳可，精神可。舌淡红，苔白，脉弦细。原方酌加化瘀解毒药。

处方：生黄芪30g，天冬12g，当归10g，守宫6g，僵蚕10g，蝉蜕10g，片姜黄10g，酒大黄3g，骨碎补10g，肉苁蓉10g，干姜10g，板蓝根30g，白花蛇舌草30g，炙甘草6g。6剂。每日1剂，每剂煎2次，共约400mL，合于一起，每日2次，每次口服200mL。

继以此法坚持治疗3月余，患者精神好，颌下疼痛轻，溃疡面基本愈合，纳可，眠可，二便可。仍坚持服药。

按语： 口腔癌的发生大都与残断、锐利的坏牙或不适合的牙托、假牙等长期刺激或摩擦以及口腔卫生不好等因素有关，部分还与长期吸烟习惯有关。中医理论认为，口腔癌的发病与心脾气虚、火毒上攻、气滞血瘀、毒热结聚有关。本案患者为老年男性，年近耄耋，气阴亏虚，而见乏力、便秘等症。辨为气阴不足，痰瘀阻络证。方用生黄芪、天冬、当归益气养阴活血；骨碎补、肉苁蓉填补肾精；守宫化瘀解毒；僵蚕、蝉蜕、片姜黄、酒大黄调理气机；炙甘草调和诸药。随症加减治疗3月余，患者症状明显好转，疗效满意。

淋巴瘤2例

案例1： 杨某，女，65岁。初诊：2014年7月23日。主诉：怕冷5年余，加重2周。

患者5年前因怕冷、汗多就诊于山西医科大学第一医院，诊为非霍奇金淋巴瘤，经化疗4次后好转。2周前因生气导致怕冷、汗多症状加重，再次入住山西省肿瘤医院，已开始化疗，欲求中医协助治疗。现症：腿、肩颈怕冷较明显，头汗多，纳可，眠可，二便可。舌淡红，苔黑（染），脉沉。查：颈左侧、腹股沟多处淋巴结肿大。2014年7月20日山西省肿瘤医院：非霍奇金淋巴瘤。B超示：腹腔多发淋巴结肿大，脾多发实性结节。四诊合参，证属气机不利，痰瘀阻络证。治以梳理气机、化痰通络为主。

处方：①蝉蜕10g，僵蚕10g，片姜黄10g，酒大黄3g，桂枝6g，白芍12g，白英30g，夏枯草30g，莪术10g，木香6g，香附10g，炙甘草6g。12剂。每日1剂，每剂煎2次，共约400mL，合于一起，每日2次，每次口服200mL。②龙宫莲胶囊（赵尚华老师自制，山西中医学院附属医院制剂）。每次3粒，每日3次。

2014年8月20日二诊：服上药后，患者怕冷有减，纳可，眠可，二便可。自诉使用化疗药后头晕、恶心。8月14日B超示：淋巴结减小。舌淡红，苔白，脉弦滑。原方酌加理气和胃药。

处方：蝉蜕10g，僵蚕10g，片姜黄10g，酒大黄3g，桂枝6g，白芍12g，白英30g，夏枯草30g，莪术10g，木香6g，香附10g，砂仁6g，清半夏10g，炙甘草6g。12剂。每日1剂，每剂煎2次，共约400mL，合于一起，每日2次，每次口服200mL。

按语：淋巴瘤又称恶性淋巴瘤，是现代医学的病名，据其临床的主要表现：归属于中医学中瘰疬、筋疬、石疽、失荣、恶核、痞块、虚劳等范畴。如《类证治裁》："瘰疬生于耳后、颈、腋间与结核相似，初起小块，皮色不变，连缀不一，单窠瘰疬难治。"中医认为，本病的主因是气郁、痰结、热瘀，而致肝气不舒，气机郁结，这既可致痰浊内停，郁久不化，结成肿块；又可使血行不畅，瘀而化热，热瘀交结而成肿块，故临床可见发热、疲乏、消瘦、气促、喘促、局部或全身淋巴结肿大等症。针对本案老年女性，此次因生气而诱发，证属气机不利，痰瘀阻络证。方中用升降散（蝉蜕、僵蚕、片姜黄、酒大黄）疏通三焦气机；桂枝、白芍调和营卫，可缓解其怕冷、汗多之症；白英、夏枯草、莪术、木香、香附理气化瘀、散结通络；炙甘草调和诸药。配以益气养阴，解毒散结之龙宫莲胶囊。共奏梳理气机、化痰通络之功。

案例 2：杨某，女，82岁。初诊：2015年5月22日。主诉：全身淋巴结肿大1年余。

患者于2014年2月因感冒发热后引起淋巴结肿大。在山西医科大学第一医院诊为低分化腺癌。B超示：颈部、锁骨上、腹股沟、腹膜后淋巴结均肿大。因患者年龄较大，不愿接受放化疗，对症治疗好转后出院，欲求中医诊治。现症：精神不佳，双下肢可凹性水肿，持续低热（38℃以下）。纳不佳，大便稀，每日2~3次。舌淡红，苔白，脉细。四诊合参，证属气阴不足、痰瘀阻络证。治以益气养阴、化痰通络为主。

处方：沙参10g，麦冬10g，防风6g，蝉蜕10g，僵蚕10g，片姜黄6g，夏枯草15g，党参10g，炒白术10g，鳖甲30g（先煎），秦艽10g，土茯苓30g，生薏苡仁30g，炙甘草6g。12剂。每日1剂，每剂煎2次，共约400mL，合于一起，每日2次，每次口服200mL。

2015年6月3日二诊：上药3剂后退热，至今未再发热。仍纳差，下肢水肿，大便稀。舌淡红，苔黄，脉细。原方酌加凉血药。

处方：蝉蜕 10g，僵蚕 10g，片姜黄 6g，夏枯草 15g，党参 10g，炒白术 10g，鳖甲 30g（先煎），秦艽 10g，土茯苓 30g，生薏苡仁 30g，生地黄 30g，丹皮 18g，紫草 10g，地龙 6g，桂枝 6g，炙甘草 6g。12 剂。每日 1 剂，每剂煎 2 次，共约 400mL，合于一起，每日 2 次，每次口服 200mL。

按语： 本案患者为老年女性，年已耄耋，因气阴不足，痰瘀阻络而发病。症见全身淋巴结肿大、乏力、纳差、持续低热、大便稀等症。治以益气养阴，化痰通络。方中用沙参、麦冬益气养阴；防风、蝉蜕、僵蚕、片姜黄、夏枯草软坚散结；党参、炒白术健脾和胃；鳖甲、秦艽清退虚热；土茯苓、生薏苡仁化瘀解毒；炙甘草调和诸药。诸药合用，针对其虚、痰、瘀、热而发挥作用，则诸症得减。二诊时已退热，继续对症治疗。

胰腺癌 1 例

鲁某，女，76 岁。初诊：2015 年 5 月 8 日。主诉：发现胰腺癌 4 月余。

患者 4 个月前因腹痛就诊于山西大医院，行 CT 示：胰腺癌。因患者年龄较大，未行手术及放化疗，对症治疗后好转，现欲求中药治疗。现症：上腹部胀痛，痛剧时难忍。精神好，纳可，眠可，二便调。舌淡红，苔白有瘀点，脉沉细。4 月前查生化系列：肝肾功能正常，血象正常。有胆囊炎、胆结石史多年。四诊合参，证属痰瘀阻络证。治以化痰行瘀止痛为主。

处方：蝉蜕 10g，僵蚕 10g，干姜 6g，片姜黄 10g，三棱 10g，莪术 10g，生黄芪 10g，天冬 15g，白英 30g，白花蛇舌草 30g，土茯苓 30g，生薏苡仁 30g，延胡索 10g，川楝子 10g，炙甘草 6g。12 剂。每日 1 剂，每剂煎 2 次，共约 400mL，合于一起，每日 2 次，每次口服 200mL。

按语：胰腺癌是一种恶性程度很高，诊断和治疗都很困难的消化道恶性肿瘤。从中医角度来分析，胰腺与中医学中的脾脏相关，胰液由胰腺分泌，主管糖、蛋白质、脂肪三大营养物质的消化，所以胰液的有效成分当属中医学中脾精气，胰腺与中医脾脏在很大程度上相应或相关，所以，对胰腺癌治疗，应以调理中焦为要。本案的病机为：正虚中焦失调，气滞则痰凝，痰凝则血瘀，最终气、痰、瘀交阻而发病。治以化痰行瘀止痛为主。方用蝉蜕、僵蚕、片姜黄梳理气机；三棱、莪术破血逐瘀；白英、土茯苓、生薏苡仁、白花蛇舌草化瘀解毒；生黄芪、天冬益气养阴；延胡索、川楝子止痛；炙甘草调和诸药。诸药结合，理气、逐痰、祛瘀，清热配合扶正，标本兼治。

血管肉瘤 1 例

赵某，男，84 岁。初诊：2015 年 12 月 1 日。主诉：头部溃疡半年。

患者于 2015 年 5 月发现头部结节，未予重视，9 月结节破溃，就诊于山西大医院，病检示：血管肉瘤。住院后放疗 25 次。欲求中医协助诊治。现症：头部肿胀，溃疡面不敛，有少量黄水渗出，纳差，眠可，大便干，尿可。四诊合参，证属气血两虚，瘀毒阻络证。治以益气养血、解毒通络为主。

处方：①生黄芪30g，党参10g，炒白术10g，生薏苡仁30g，土茯苓15g，白花蛇舌草15g，金银花18g，当归10g，熟地黄10g，砂仁6g，炙甘草6g。12剂。每日1剂，每剂煎2次，共约400mL，合于一起，每日2次，每次口服200mL。②局部艾灸，每日1次，每次15分钟。

2015年12月29日二诊：患者头部溃疡面已愈一半，仍有少量黄水渗出。纳一般，眠可，二便可。原方酌加燥湿药。

处方：生黄芪30g，党参10g，炒白术10g，生薏苡仁30g，土茯苓15g，白花蛇舌草15g，金银花18g，当归10g，熟地黄10g，砂仁6g，苍术10g，黄柏10g，车前子10g（包），炙甘草6g。12剂。每日1剂，每剂煎2次，共约400mL，合于一起，每日2次，每次口服200mL。

按语： 关于血管肉瘤，《黄帝内经》中曾记载有内伤忧怒及寒邪外侵，以致"血气稽留，津液涩渗"，提出应以"坚者削之""结者散之""留者攻之"的原则治疗。中医认为，本病的病因以气滞血瘀者为多见，或因饮食失节，脾虚失运，水湿不化，聚而成痰，痰滞脉络，与血气相聚结而成。本案患者属老年男性，年已耄耋，气血本已不足，更因放疗而伤，故治以益气养血，解毒通络。方用生黄芪、党参、炒白术、砂仁、当归、熟地黄益气养血，健脾和胃；生薏苡仁、土茯苓、白花蛇舌草、金银花化瘀解毒；炙甘草调和诸药。二诊时患者症状明显减轻，针对其仍有黄水渗出酌加燥湿药以对其症。

血分证期医案 35 例

肺癌 12 例

案例 1：白某，男，80 岁。初诊：2015 年 10 月 29 日。主诉：体检发现左肺癌半年余。

患者于半年前在山西医科大学第二医院体检发现左肺占位，并行生物治疗一次，治疗后复查左肺占位无明显变化。后于 2015 年 7 月 14 日在山西省武警医院行 CT 示：左肺上叶癌；纵隔多发淋巴结转移。因患者年龄较大，不愿接受放化疗，故求中医诊治。现症：咳嗽不甚，有白痰，量多，咳吐不利，伴音哑，纳差，失眠，心慌，气紧，精神欠佳，大便稀溏，每日 5 ~ 6 次。舌红，苔黄干，脉细数。有糖尿病二十余年。四诊合参，证属气阴两虚、痰瘀阻络证。治以益气养阴、化痰通络为主。

处方：生黄芪 30g，红参 10g（先煎），麻黄 6g，杏仁 10g，鱼腥草 30g，浙贝 10g，黄芩 10g，干姜 10g，细辛 3g，五味子 10g，生地黄 18g，蝉蜕 10g，僵蚕 10g，木蝴蝶 10g，青果 10g，白花蛇舌草 30g，砂仁 6g，神曲 10g。6 剂。每日 1 剂，每剂煎 2 次，共约 400mL，合于一起，每日 2 次，每次口服 200mL。

2015 年 11 月 5 日二诊：服上药后，患者诉仍有咳嗽，痰色变黄，音哑减轻，伴纳差、大便稀，每日 2 ~ 3 次。舌红，苔黄厚，脉细。原方酌加清热化湿药。

处方：生黄芪 30g，红参 10g（先煎），麻黄 6g，杏仁 10g，鱼腥草 30g，浙贝 10g，黄芩 10g，干姜 10g，细辛 3g，五味子 10g，生地黄 18g，蝉蜕 10g，僵蚕 10g，白花蛇舌草 30g，砂仁 6g，金银花 30g，藿香 10g，丹皮 15g。12 剂。每日 1 剂，每剂煎 2 次，共约 400mL，合于一起，每日 2 次，每次口服 200mL。

按语： 本案患者为老年男性，年近耄耋，因肺之气阴不足、影响水液、血液的正常运行，导致痰瘀阻络而发病，病后生物治疗更伤气阴，肺失清肃，而见咳嗽、咳痰、咳吐不利、气紧、音哑等症，气阴不足，不能荣养心神而见失眠、心慌等症。脾气亏虚，不能正常运化水谷精微而致纳差、便溏。且患者有糖尿病史多年。结合舌脉，辨为气阴两虚，痰瘀阻络证。因癌毒播散至血分发生淋巴转移，故将其归于血分证。治宜补气养阴，化痰行瘀，以清金保肺立法。方中生黄芪、红参、生地黄益气养阴；麻黄、杏仁、鱼腥草、浙贝、黄芩清肺化痰；干姜、细辛、五味子化痰饮；木蝴蝶、青果润肺止咳，生津开音；蝉蜕、僵蚕、白花蛇舌草散结通络；砂仁、神曲健脾和胃。如此，则肺气阴之不足得以补充，肺气之上逆得以肃降，阻络之痰瘀得以消散，则气阴不足、痰瘀阻络诸证自除。

案例 2： 陈某，男，56 岁。初诊：2014 年 11 月 12 日。主诉：咳嗽、气短 4 个月。

患者 2013 年腊月发现痰中带血，未予重视。后于 2014 年 7 月 20 日因咳嗽、气短就诊于原平市第一人民医院，行 B 超发现心包积液，CT 示：肺癌。遂在山西省肿瘤医院住院并行化疗，2014 年 10 月 17 日出院，诊断：肺癌化疗后，中心型、低分化腺癌；肺转移，颈淋巴转移；胸腔积液，心包积液。现症：咳嗽不甚，痰不多，色白，有时带血，用云南白药可止。气短，不能仰卧。伴纳差、精神欠佳，二便可。舌淡红，苔白，脉细弦数。四诊合参，证属肺气不足、痰瘀阻络证。治以补益肺气、化痰通络为主。

处方：红参 10g（先煎），檀香 10g，地龙 10g，川芎 10g，枳壳 10g，鱼腥草 30g，金银花 30g，白英 30g，砂仁 6g，冬瓜仁 30g，生薏苡仁 30g，芦根 30g，炙甘草 6g。12 剂。每日 1 剂，每剂煎 2 次，共约 400mL，合于一起，每日 2 次，每次口服 200mL。

按语：本案患者为中年男性。《素问·阴阳应象大论》说："年四十而阴气自半也，起居衰矣。"肺气本已不足、影响水液、血液的正常运行，导致痰瘀阻络而发病，病后未引起重视，致癌毒播散至血分而发生淋巴转移。水液停聚于上而见胸腔积液、心包积液；肺失清肃，而见咳嗽、咳痰、痰中带血、气短等症；中气不足，而见纳差、精神欠佳等症。辨为肺气不足，痰瘀阻络证。方中红参、檀香、枳壳补气行气，理气宽胸；白英、鱼腥草、金银花清热化痰；地龙、川芎活血通络；砂仁和胃；冬瓜仁、生薏苡仁、芦根利水；炙甘草调和诸药。共奏补益肺气、化痰通络之功。

案例 3：丁某，男，60 岁。初诊：2015 年 4 月 4 日。主诉：咳嗽、胸憋两个月。

患者因咳嗽、胸憋于 2015 年 2 月 3 日就诊于中铁三局中心医院，行 CT 示：右肺中央型肺癌，合并纵隔淋巴及胸膜转移，右肺下叶阻塞性肺不张，双侧胸腔积液；右肺上叶多发性炎性改变；右侧腋下多发淋巴结转移可能；下腔静脉部分受压。患者不愿接受放化疗，故求中医诊治。

现症：夜间咳嗽较重，有带血胶状痰，咳吐不利，胸憋，无胸痛，纳可，眠可，二便可。舌淡红，苔白，脉弦细。四诊合参，证属气阴不足、痰瘀阻络证。治以补气养阴、化痰通络为主。

处方：生黄芪 30g，天冬 12g，麦冬 12g，制附片 15g，红参 10g（先煎），枳壳 10g，蝉蜕 10g，僵蚕 10g，片姜黄 6g，浙贝 10g，麻黄 6g，炙甘草 6g。6 剂。每日 1 剂，每剂煎 2 次，共约 400mL，合于一起，每日 2 次，每次口服 200mL。

2015 年 4 月 14 日二诊：服上药后，患者胸憋减轻，仍有夜间咳嗽，痰中带血，咳痰不利，口干。舌淡红，苔白，脉滑。原方酌加养阴止血药。

处方：生黄芪 30g，天冬 12g，麦冬 12g，制附片 15g，红参 10g（先煎），枳壳 10g，蝉蜕 10g，僵蚕 10g，片姜黄 6g，浙贝 10g，麻黄 6g，生地黄 15g，三七粉 3g（冲），炙甘草 6g。6 剂。每日 1 剂，每剂煎 2 次，共约 400mL，合于一起，每日 2 次，每次口服 200mL。

2015 年 4 月 21 日三诊：服上药后，患者胸憋明显减轻。夜间咳嗽减轻、痰中带血亦减少。纳可，二便可。舌淡红，苔少，脉细数。原方酌加养阴止血药。

处方：生黄芪 30g，天冬 12g，麦冬 12g，制附片 15g，红参

10g（先煎），枳壳 10g，蝉蜕 10g，僵蚕 10g，片姜黄 6g，浙贝 10g，炙麻黄 6g，生地黄 18g，丹皮 18g，玄参 10g，三七粉 3g（冲），炙甘草 6g。12 剂。每日 1 剂，每剂煎 2 次，共约 400mL，合于一起，每日 2 次，每次口服 200mL。

2015 年 5 月 12 日四诊：服上药后，患者咳嗽、咳痰均有减轻，仍感觉咳痰不利，痰质黏稠。精神尚可，纳可，眠可，二便可。舌淡红，苔白，脉弦细。原方酌加养阴化痰药。

处方：生黄芪 30g，天冬 12g，麦冬 12g，制附片 15g，红参 10g（先煎），枳壳 10g，蝉蜕 10g，僵蚕 10g，片姜黄 6g，浙贝 10g，生地黄 24g，丹皮 18g，竹沥 30g，玄参 10g，三七粉 3g（冲），炙甘草 6g。12 剂。每日 1 剂，每剂煎 2 次，共约 400mL，合于一起，每日 2 次，每次口服 200mL。

按语：本案患者为老年男性，因肺之气阴不足、气滞、血瘀、痰结、湿聚、热毒等相互纠结，日久积滞而发病。症见咳嗽夜间加重、有带血胶状痰、咳吐不利、胸憋等；辨为气阴不足，痰瘀阻络证。方中生黄芪、天冬、麦冬、制附片、红参益气养阴温阳；枳壳、蝉蜕、僵蚕、片姜黄理气通络；浙贝、炙麻黄宣肺止咳；炙甘草调和诸药。共奏补气养阴、化痰通络之功。初诊时，标实症状较重，故攻伐之药量较大；二诊、三诊、四诊时患者胸憋、咳嗽逐渐减轻，故调整组方原则，减轻攻伐药量，增加扶正药量，因扶正中药可增强机体的免疫力及自身抗癌能力，达到控制肿瘤、改善症状的目的。此法亦取"养正积自消"之意。

案例 4：高某，女，80 岁。初诊：2015 年 12 月 10 日。主诉：痰中带血 1 个月。

患者 1 个月前因痰中带血在上海宝山区中心医院行 CT 示：右肺上叶癌；右肺门结节淋巴影；部分肋骨骨密度增高。因患者年龄较大，不愿接受放化疗及手术，故求中医诊治。现症：咳嗽不甚，有黄痰，咳吐不利，痰中带血，伴气喘。舌红苔少，脉细数。四诊合参，证属气阴不足、痰瘀阻络证。治以益气养阴、化痰通络为主。

处方：①生黄芪 18g，天冬 10g，麦冬 10g，山萸肉 10g，熟地黄 10g，生地黄 15g，天花粉 10g，鱼腥草 15g，金银花 30g，浙贝 10g，丹皮 15g，前胡 10g，蜂房 10g，三七粉 3g（冲），桔梗 10g，炙甘草 6g。②龙宫莲胶囊（赵尚华老师自制，山西中医学院附属医院制剂）。每次 3 粒，每日 3 次。

按语：本案患者为老年女性，年近耄耋，因肺之气阴不足、影响水液、血液的正常运行，导致痰瘀阻络而发病，肺失清肃，而见气喘、咳嗽、咳痰、咳吐不利等症；阴虚火旺，伤及肺络，络破血溢而见痰中带血；舌红苔少，脉细数亦主阴虚。辨为气阴两虚，痰瘀阻络证。治宜补气养阴，化痰行瘀，以清金保肺立法。方中使用大剂量的益气养阴药，如生黄芪、天冬、麦冬、山萸肉、熟地黄、生地黄、天花粉；配以清热化痰、理气止咳之鱼腥草、金银花、浙贝、丹皮、前胡、桔梗；佐以蜂房化痰解毒，三七粉宁络止血；炙甘草调和诸药。配以益气养阴、清热解毒之龙宫莲胶囊。如此，则肺气阴之不足得以补充，阻络之痰瘀得以消散，则气阴不足、痰瘀阻络诸证自除。

案例 5：李某，男，68 岁。初诊：2014 年 9 月 17 日。主诉：肺癌术后近 10 年。

患者曾于 2005 年行右肺癌切除术，2014 年 8 月 21 日行阑尾切除术及小肠肿瘤切除术，病检示：小肠间质瘤（高危险组）。欲求中医协助诊治。现症：大便不成形，餐后即泻，伴胃胀，怕冷，乏力，足冷。舌淡红，苔白，脉沉弦。四诊合参，证属脾肾阳虚证。治以健脾温阳、化痰通络为主。

处方：党参 10g，生黄芪 30g，炒白术 10g，茯苓 10g，干姜 10g，芡实 10g，补骨脂 10g，肉桂 6g，守宫 6g，炙甘草 6g。6 剂。每日 1 剂，每剂煎 2 次，共约 400mL，合于一起，每日 2 次，每次口服 200mL。

2014 年 9 月 24 日二诊：服上药后，患者精神好转，可骑车来看病。自诉近日上火，纳可，眠可，二便可。舌淡红，苔白，脉缓。原方酌加清热解毒药。

处方：①党参 10g，生黄芪 30g，炒白术 10g，茯苓 10g，干姜 10g，芡实 10g，补骨脂 10g，肉桂 6g，守宫 6g，白英 18g，炙甘草 6g。6 剂。每日 1 剂，每剂煎 2 次，共约 400mL，合于一起，每日 2 次，每次口服 200mL。②龙宫莲胶囊（赵尚华老师自制，山西中医学院附属医院制剂）。每次 3 粒，每日 3 次。

按语：本案患者为老年男性，十年前行肺癌手术，来诊时已发生转移，故归于血分证。患者一般情况尚可，肺部无明显不适，见有大便不成形、胃胀、怕冷、乏力、足冷等症，辨为脾肾阳虚证。治宜健脾温阳为主。方中党参、生黄芪、炒白术、茯苓、干姜、补骨脂、肉桂健脾气、温肾阳；芡实渗湿止泻；守宫化痰解毒；炙甘草调和诸药。如此，则脾肾之阳得以温补，水湿得以渗利，痰瘀得以消散诸证自除。二诊时患者症状好转，有上火表现，故加清火药以对其症。配以益气养阴，清热解毒之龙宫莲胶囊，标本同治。

案例6：李某，女，51岁。初诊：2015年6月10日。主诉：咳嗽3月。

患者于3月前因持续性呛咳就诊于山西大医院，行CT示：左上肺肺癌，并左下肺、对侧肺转移，病检示低分化腺癌；纵隔、胸椎、腰椎转移不除外。确诊后入住北京朝阳医院化疗。查：癌胚抗原升高，血常规（－），生化（－）。舌淡红，苔白，脉沉细。

现症：咳嗽轻微，无咳痰，纳可，眠可，二便可，精神可。化疗期间呕吐，头发掉光。四诊合参，证属气阴不足、痰瘀阻络证。治以补气养阴、化痰通络为主。

处方：生地黄18g，丹皮18g，紫草10g，威灵仙10g，肉苁蓉10g，巴戟天10g，骨碎补10g，知母10g，砂仁6g，神曲10g，片姜黄10g，蝉蜕10g，僵蚕10g，炙甘草6g。6剂。每日1剂，每剂煎2次，共约400mL，合于一起，每日2次，每次口服200mL。

按语：本案患者为中年女性，年过半百，肺之气阴已虚，气虚水停、血瘀，而致痰瘀阻络而发病，病后化疗更伤气阴。而见咳嗽、脱发等症。结合舌脉，辨为气阴两虚，痰瘀阻络证。治宜补气养阴，化痰行瘀通络。方中生地黄、丹皮、紫草、知母凉血养血；威灵仙、肉苁蓉、巴戟天、骨碎补温补肾阳；砂仁、神曲健脾和胃；片姜黄、蝉蜕、僵蚕理气通络；炙甘草调和诸药。患者目前以正虚为主要病机，故治疗时以扶正为先，取"养正积自消"之意。

案例7：马某，男，61岁。初诊：2015年3月18日。主诉：咳嗽1年。

患者20年前曾行甲状腺癌手术，1年前复发，查肺部已广泛转移，现服靶向药治疗，欲求中医协助诊治。现症：咳嗽不甚，有白痰，痰中带血丝，咳吐不利，咽痒，纳可，眠可，二便可。舌淡红，苔白，脉沉数。有高血压史20余年。四诊合参，证属气阴不足，痰瘀阻络证。治以补气养阴，化瘀通络为主。

处方：炙麻黄6g，杏仁10g，鱼腥草30g，白花蛇舌草30g，白英30g，蝉蜕10g，僵蚕10g，仙鹤草15g，三七粉3g（冲），生黄芪30g，天冬10g，麦冬10g，炙甘草6g。6剂。每日1剂，每剂煎2次，共约400mL，合于一起，每日2次，每次口服200mL。

按语：本案患者为老年男性，年过半百，20年前行甲状腺癌手术，一年前转移至肺，故归于血分证。肺之气阴本已不足虚，气虚水停、血瘀，而致痰瘀阻络而发病，病后靶向药治疗更伤气阴。而见咳嗽，有白痰，痰中带血丝，咳吐不利，咽痒等症。辨为气阴两虚，痰瘀阻络证。治宜补气养阴，化痰通络。方中炙麻黄、杏仁、鱼腥草宣肺化痰止咳；白花蛇舌草、白英、蝉蜕、僵蚕化痰通络散结；仙鹤草、三七粉宁络止血；生黄芪、天冬、麦冬益气养阴；炙甘草调和诸药。患者目前以标实为主要病机，故治疗时以祛邪为先，待标实逐渐消除再调整组方，增加扶正药。

案例8：宋某，男，66岁。2014年12月10日初诊。主诉：腰困痛半年余。

患者半年前出现腰困、腰痛，严重时影响坐站，未予重视。

因病情加重于 12 月 5 日就诊于晋中市第一人民医院，行 CT 示：左肺上叶占位，周围型肺癌；肺气肿；双肺大疱形成。癌系列各项指标均升高。骨扫描示：骨转移可能性大。患者尚不知情。

现症：不咳嗽，有少量白痰，腹胀，纳少，多食腹胀会加重，便秘。精神尚可。自发病以来体重未减轻。舌淡红，苔白，脉沉细。四诊合参，证属肺肾两虚、痰瘀阻络证，治以补肺益肾、化痰通络为主。

处方：生地黄 18g，山萸肉 10g，骨碎补 10g，威灵仙 10g，丹皮 15g，蝉蜕 10g，僵蚕 10g，鹿衔草 15g，杜仲 10g，续断 10g，神曲 10g，砂仁 6g，乌药 10g，炒白术 10g，炙甘草 6g。6 剂。每日 1 剂，每剂煎 2 次，共约 400mL，合于一起，每日 2 次，每次口服 200mL。

2014 年 12 月 17 日二诊：服上药后，患者大便好转，日一次，食欲有所好转。仍腹胀，腰困痛。舌淡红，苔白，脉沉数。原方酌加化瘀通络药。

处方：生地黄 18g，山萸肉 10g，骨碎补 10g，威灵仙 10g，丹皮 15g，蝉蜕 10g，僵蚕 10g，鹿衔草 15g，砂仁 6g，乌药 10g，紫草 15g，白花蛇舌草 30g，莪术 10g，厚朴 10g，黄连 6g，炙甘草 6g。6 剂。每日 1 剂，每剂煎 2 次，共约 400mL，合于一起，每日 2 次，每次口服 200mL。

2014 年 12 月 31 日三诊：服上药后，患者感腹胀略有减轻，余无明显变化。舌淡红，苔白，脉细。治以养血滋阴、和胃消胀为主。

处方：生地黄 18g，丹皮 15g，紫草 15g，蝉蜕 10g，僵蚕

10g，片姜黄 10g，酒大黄 3g，藿香 10g，砂仁 6g，大腹皮 10g，厚朴 10g，乌药 10g，干姜 10g，肉桂 10g，炙甘草 6g。6 剂。每日 1 剂，每剂煎 2 次，共约 400mL，合于一起，每日 2 次，每次口服 200mL。

2015 年 1 月 14 日四诊：服上药后，患者腹胀明显减轻，腰困有减。纳少，口干苦，饮水不解，大便量少，日一次。2015 年 1 月 9 日晋中市第一人民医院 B 超示：肝内占位性病变，MT 可能性大；左肾囊肿。原方酌加养血滋阴药。

处方：生地黄 18g，丹皮 15g，紫草 15g，蝉蜕 10g，僵蚕 10g，酒大黄 3g，藿香 10g，砂仁 6g，厚朴 10g，干姜 10g，肉桂 10g，天冬 15g，麦冬 15g，炒栀子 10g，赤芍 10g，石见穿 30g，炙甘草 6g。6 剂。每日 1 剂，每剂煎 2 次，共约 400mL，合于一起，每日 2 次，每次口服 200mL。

按语：本案患者为老年男性，年近古稀，无明显肺部症状，因腰部困痛检查而发现肺癌并以骨转移，故归于血分证。肺气不足，气虚水停而有痰；腹胀，纳少，便秘皆为正气不足，气机不畅之象。结合舌脉，辨为肺肾两虚，痰瘀阻络证。方中用山茱肉、骨碎补、威灵仙、鹿衔草、杜仲、续断、生地黄、丹皮补益肺肾之阴阳；炒白术、神曲、砂仁健脾和胃理气；蝉蜕、僵蚕通络散结；乌药行气止痛；炙甘草调和诸药。患者目前正气明显不足，故治疗时以扶正为先；二诊、三诊时患者腹胀较重，故酌加理气消胀药以对其症；四诊时标实症状明显减轻，故调整组方原则，攻补兼施。

案例 9：魏某，女，79 岁。2014 年 6 月 27 日初诊。主诉：

咳嗽两月余。

患者两月前因咳嗽就诊于山西医科大学第一医院，行 CT 示：肺癌伴胸转移。心脏彩超示：左房扩大；主动脉瓣关闭不全。因患者年龄较大，不愿接受手术及放化疗，故对症治疗好转后出院，现欲求中医诊治。现症：咳嗽多，痰不利，色白，无胸痛、气短等症，纳可，眠可，二便可，精神尚可，消瘦。舌淡红，苔白，脉沉迟。四诊合参，证属气阴不足、痰瘀阻络证，治以补气养阴、化痰通络为主。

处方：生黄芪 30g，炙麻黄 6g，杏仁 10g，鱼腥草 30g，白英 30g，白花蛇舌草 30g，芦根 30g，冬瓜仁 30g，生薏苡仁 30g，红参 10g（先煎），紫菀 10g，款冬花 10g，炙甘草 6g。6 剂。每日 1 剂，每剂煎 2 次，共约 400mL，合于一起，每日 2 次，每次口服 200mL。

2014 年 7 月 4 日二诊：服上药后，患者咳嗽仍较重，有少许白痰，咳痰不利，偶有心慌，纳可，眠可，二便可。原方酌加养阴益肺药。

处方：生黄芪 30g，炙麻黄 6g，杏仁 10g，鱼腥草 30g，白英 30g，白花蛇舌草 30g，生薏苡仁 30g，红参 10g（先煎），细辛 3g，五味子 10g，天冬 10g，麦冬 10g，干姜 6g，浙贝 10g，炙甘草 6g。6 剂。每日 1 剂，每剂煎 2 次，共约 400mL，合于一起，每日 2 次，每次口服 200mL。

按语：本案患者为老年女性，年逾古稀，因气阴不足、痰瘀阻络而发病，症见咳嗽多、痰不利、色白、消瘦等症。辨为气阴两虚、痰瘀阻络证。治宜补气养阴、化痰通络。方中炙麻黄、杏仁、鱼腥草、芦根、紫菀、款冬花宣肺化痰止咳；白花蛇舌草、白英化瘀通络散结；冬瓜仁、生薏苡仁利水；生黄芪、红参益气养阴；炙甘草调和诸药。患者目前以标实为主要病机，故治疗时以祛邪为先，二诊时患者症状有所减轻，故加强扶正力度，酌加养阴益肺药。

案例10：杨某，男，68岁。2015年7月1日初诊。主诉：咳嗽近两年，加重一月。

患者2013年9月因咳嗽确诊为肺癌。患者不愿接受手术，行化疗10次，放疗32次，病情好转。2015年3月30日复查CT示：肝转移、骨转移。欲求中医诊治。现症：咳嗽，有白痰，有时色黄，咳吐不利，伴乏力，腹胀，纳少，眠可，尿黄，大便可。无恶心、口苦，视力下降，重影，检查有眼底出血。舌质紫，苔白，脉沉细。四诊合参，证属气阴不足、痰瘀阻络证，治以补气养阴、化痰通络为主。

处方：生地黄18g，丹皮18g，紫草10g，丹参30g，鳖甲30g（先煎），茵陈10g，金钱草30g，板蓝根30g，柴胡10g，砂仁6g，党参10g，清半夏10g，炒白术10g，炙甘草6g。6剂。每日1剂，每剂煎2次，共约400mL，合于一起，每日2次，每次口服200mL。

2015年7月8日二诊：服上药后，患者精神好转，咳嗽减轻，痰量较多，质黏稠，仍有腹胀，纳食增加，尿黄，视力模糊。舌质紫，苔白，脉沉细。原方酌加清肝明目药。

处方：生地黄18g，丹皮18g，紫草10g，丹参30g，鳖甲30g（先煎），茵陈10g，金钱草30g，板蓝根30g，柴胡10g，砂仁6g，党参10g，清半夏10g，炒白术10g，车前子10g（包），菊花10g，木贼草10g，夏枯草30g，炙甘草6g。6剂。每日1剂，每剂煎2次，共约400mL，合于一起，每日2次，每次口服200mL。

按语：本案患者为老年男性，年近古稀，因肺之气阴不足、影响水液、血液的正常运行，导致痰瘀阻络而发病，病后放化疗更伤气阴，肺失清肃，而见咳嗽、咳痰、咳吐不利等症；脾气亏虚，不能正常运化水谷精微而致乏力，腹胀，纳少。结合舌脉，辨为气阴两虚，痰瘀阻络证。因癌毒播散至血分发生肝转移、骨转移，故将其归于血分证。治宜补气养阴，化痰行瘀，以清金保肺立法。方中生地黄、丹皮、紫草、丹参、鳖甲凉血滋阴；茵陈、金钱草、板蓝根清热解毒；柴胡、砂仁、党参、清半夏、炒白术健脾理气和胃；炙甘草调和诸药。如此，则肺气阴之不足得以补充，肺气之上逆得以肃降，阻络之痰瘀得以消散，则气阴不足、痰瘀阻络诸证自除。

案例11：张某，男，63岁。2015年9月18日初诊。主诉：干咳两月余。

患者因干咳两个月于2015年9月11日就诊于山西医科大学第一医院，行CT示：右肺上叶中央型肺癌伴阻塞性炎症，并已肠淋巴结转移。病检：双肺鳞状细胞癌。患者不愿接受手术及放化疗，欲求中医诊治。现症：干咳，无痰，无胸闷胸痛等，伴两腿浮肿，酸困。纳可，眠可，二便可，精神一般，自发病以来体重无明显减轻。舌淡红，苔白，脉沉细。四诊合参，证属气阴两虚，痰瘀阻络证，治以补气养阴通络为主。

处方：生黄芪30g，生地黄18g，丹皮18g，紫草10g，茯苓

10g，蝉蜕 10g，僵蚕 10g，土茯苓 30g，鱼腥草 30g，白花蛇舌草 30g，半边莲 30g，车前子 10g（包），炙甘草 6g。6 剂。每日 1 剂，每剂煎 2 次，共约 400mL，合于一起，每日 2 次，每次口服 200mL。

2015 年 9 月 25 日二诊：服上药后，患者精神有所好转，余症状无明显变化，偶有髋关节疼痛。舌淡红，苔白，脉沉细。原方酌加补肾壮骨药。

处方：生黄芪 30g，生地黄 18g，丹皮 18g，紫草 10g，茯苓 10g，蝉蜕 10g，僵蚕 10g，土茯苓 30g，鱼腥草 30g，白花蛇舌草 30g，半边莲 30g，车前子 10g（包），鹿衔草 18g，骨碎补 10g，八月札 10g，炙甘草 6g。6 剂。每日 1 剂，每剂煎 2 次，共约 400mL，合于一起，每日 2 次，每次口服 200mL。

按语：本案患者为老年男性，年过半百，因肺之气阴不足，痰瘀阻络而发病，症见干咳、无痰；痰瘀阻络，水液运行不利而见两腿浮肿，酸困。结合舌脉，辨为气阴两虚、痰瘀阻络证。治宜补气养阴、化痰通络。方中生地黄、丹皮、紫草凉血滋阴；生黄芪、茯苓健脾益气；蝉蜕、僵蚕、土茯苓、鱼腥草、白花蛇舌草、半边莲、车前子化痰行瘀，散结通络；炙甘草调和诸药。扶正与祛邪兼顾，标本同治。二诊时患者有关节疼痛，故酌加补肾壮骨药以对其症。

案例 12：张某，男，68 岁。2014 年 10 月 29 日初诊。主诉：胸痛、气喘 5 月余。

患者因胸痛、气喘于 2014 年 10 月 24 日就诊于山西省肿瘤医院，行 CT 示：右肺上叶小细胞癌。骨扫描显示已骨转移。患者不愿接受手术，住院行放化疗，欲求中医协助诊治。现症：胸痛，影响睡眠，咳嗽不甚，有白色泡沫状痰，纳可，二便可，精神欠佳，颈右侧淋巴结肿大（约3.5cm）。舌淡红，苔白，脉细。B超显示有右侧胸腔大量积液（8.0cm），已留引流管。四诊合参，证属肺气不足、痰瘀阻络证，治以补气清肺、利湿通络为主。

处方：生黄芪30g，红参10g（先煎），炙麻黄6g，杏仁10g，蝉蜕10g，僵蚕10g，地龙10g，鱼腥草30g，金银花30g，生薏苡仁30g，冬瓜仁30g，芦根30g，炙甘草6g。6剂。每日1剂，每剂煎2次，共约400mL，合于一起，每日2次，每次口服200mL。

2014年11月12日二诊：服上药后，患者气喘有减，仍有胸痛，颈部淋巴结有所减小，纳可。舌淡紫，苔白，脉细。原方酌加滋阴养血药。

处方：生黄芪30g，红参10g（先煎），炙麻黄10g，杏仁10g，蝉蜕10g，僵蚕10g，鱼腥草30g，金银花30g，生薏苡仁30g，冬瓜仁30g，芦根30g，生地黄18g，丹皮10g，紫草10g，炙甘草6g。6剂。每日1剂，每剂煎2次，共约400mL，合于一起，每日2次，每次口服200mL。

按语：本案患者为老年男性，年近古稀，因肺之气阴不足痰瘀阻络而发病，病后放化疗更伤气阴，肺失清肃，而见胸痛、咳嗽、咳痰、精神不佳等症；气虚无力推动水行，水液停聚于胸腔，而见胸腔大量积液。结合舌脉，辨为肺气不足、痰瘀阻络证，治以补气清肺、利湿通络为主。方中生黄芪、红参大补元气；炙麻黄、杏仁、鱼腥草、金银花宣肺止咳、清肺化痰；蝉蜕、僵蚕、地龙散结通络；生薏苡仁、冬瓜仁、芦根利水渗湿；炙甘草调和诸药。初诊时患者咳嗽、咳痰等标证较明显，故方中祛邪药较多。二诊时患者症状有减，故调整组方酌加扶正药。

食道癌 2 例

案例 1：李某，男，58 岁。初诊：2015 年 6 月 10 日。主诉：纳差 2 月余。

患者因吞咽困难于 2012 年在山西省肿瘤医院诊为食道癌并行手术切除。去年年底复发，复发后在山西省肿瘤医院放疗 34 次，欲求中医协助诊治。现症：纳差，恶心，无明显吞咽困难，精神尚可，眠可，二便可，自发病以来体重减轻 20 斤。舌淡红，苔白，脉沉。四诊合参，证属气虚痰阻证。治以健脾理气、化痰通络为主。

处方：柴胡 10g，党参 10g，黄芩 10g，姜半夏 10g，藿香 10g，砂仁 6g，干姜 10g，炒白术 10g，神曲 10g，炙甘草 6g，生姜 5 片、大枣 3 枚。6 剂。每日 1 剂，每剂煎 2 次，共约 400mL，合于一起，每日 2 次，每次口服 200mL。

按语：徐灵胎指出："噎膈之症，必有瘀血顽痰逆气，阻隔胃气。"本病例即因痰瘀交阻于食道而发病，致吞咽困难；复发后放疗更伤正气，机体失养则体质虚弱，严重消瘦；气虚致气机升降失常，胃气上逆而见纳差、恶心。辨为气虚痰阻证。方以小柴胡汤加减。方中以小柴胡汤（柴胡、党参、黄芩、半夏、生姜、大枣、甘草）疏通三焦气机，且现代药理研究发现，小柴胡汤可提高机体免疫力，有效抑制致癌物质；配以藿香、砂仁、干姜、炒白术、神曲健脾和胃。共奏健脾理气、化痰通络之功。

案例 2：王某，女，60 岁。初诊：2015 年 8 月 28 日。主诉：发现食道癌两年。

患者两年前因吞咽困难诊为食道癌，未行手术，化疗后好转。2014 年发现肺转移，再次化疗后好转。2015 年 8 月 10 日山西省肿瘤医院检查示：食管中段鳞癌（放化疗后）；左肺转移，颈部、纵隔淋巴结转移，气管受侵；颈椎增生。欲求中医诊治。

现症：无明显吞咽困难。咳嗽不甚，有痰色黄，咳吐不利，伴右肩背疼痛，纳可，眠差，颈部不适，头闷，二便可，精神不佳。舌淡红，苔白，脉沉细。四诊合参，证属气阴两虚、痰瘀阻络证，治以益气养阴、化痰通络为主。

处方：生地黄 18g，丹皮 18g，紫草 10g，炙麻黄 6g，杏仁 10g，鱼腥草 15g，金银花 30g，蝉蜕 10g，僵蚕 10g，浙贝 10g，酒大黄 3g，白英 30g，八月札 10g，炙甘草 6g。6 剂。每日 1 剂，每剂煎 2 次，共约 400mL，合于一起，每日 2 次，每次口服 200mL。

按语：本案患者位老年女性，年过半百，气阴亏虚，复因痰瘀阻络而发病。放化疗后更伤气阴。现已淋巴转移，故归于血分证。癌毒侵肺而见咳嗽、痰黄、咳吐不利；痰瘀阻络而见肩背痛、颈部不适；瘀血阻络，新血不生而见精神不佳、头闷、纳差类虚象。辨为气阴两虚，痰瘀阻络证。方以生地黄、丹皮、紫草凉血养血；炙麻黄、杏仁、鱼腥草、金银花清肺化痰；蝉蜕、僵蚕、酒大黄调理气机；白英、浙贝、八月札化瘀通络；炙甘草调和诸药。共奏益气养阴、化痰通络之功。

胃癌 4 例

案例 1：王某，男，70 岁。2015 年 12 月 30 日初诊。主诉：胃癌术后 1 年。

患者 1 年前因胃痛就诊于山西省肿瘤医院，诊为胃癌，并行手术治疗。今年 12 月 24 日复查显示已肝转移、淋巴转移。患者不愿接受放化疗，欲求中医诊治。现症：无明显不适，偶有反酸，消瘦，精神可，纳可，眠可，二便可。舌淡红，苔白，脉弦细。自发病以来体重无减轻。四诊合参，证属阴血亏虚、痰瘀阻络证，治以养血滋阴、化痰通络为主。

处方：生地黄 18g，丹皮 18g，赤芍 10g，紫草 10g，当归 10g，鳖甲 30g（先煎），守宫 6g，蝉蜕 10g，僵蚕 10g，酒大黄 3g，白英 30g，生薏苡仁 30g，炒白术 12g，生麦芽 10g，炙甘草 6g。6 剂。每日 1 剂，每剂煎 2 次，共约 400mL，合于一起，每日 2 次，每次口服 200mL。

按语：根据胃癌的临床表现，中医对其论述分别记载在"胃脘痛""反胃""噎膈""伏梁""积聚""癥瘕"等疾病中。《医宗金鉴》对胃癌的发病原因、临床现象有详细描述："三阳热结，谓胃、小肠、大肠，三府热结不散，灼烁津液……贲门干枯，则纳入水谷之道路狭隘，故食不能下，为噎塞也；幽门干枯，则放出腐化之道路狭隘，故食入反出，为翻胃也。"总之，中医认为胃癌的发生是由于饮食失调，情志过极，劳倦内伤或外感六淫之邪，导致机体脏腑功能失常，出现食积、痰凝、气滞、血瘀、毒聚等一系列病理改变后而形成。胃癌的病机以脾胃虚弱为根本，气滞、血瘀、痰凝、毒聚为其标。针对本案老年患者，胃癌术后1年，已肝转移、淋巴转移，故归于血分证。患者精神尚可，症状不太明显，唯身体严重消瘦，辨为阴血亏虚、痰瘀阻络证，治以养血滋阴、化痰通络为主。方用生地黄、丹皮、赤芍、紫草、当归、鳖甲凉血养血；守宫、蝉蜕、僵蚕、酒大黄、白英、生薏苡仁通络散结；炒白术、生麦芽、炙甘草健脾和胃，以期阴血得复，痰瘀得散。

案例2：石某，男，68岁。2014年1月22日初诊。主诉：胃痛、憋胀1月余。

患者有胃病多年，1个月前因胃痛就诊于山西省应县医院，行胃镜检查示：胃癌。患者不愿接受手术及放化疗，对症治疗好转后出院。1周前因肠梗阻在大同五院住院，检查结果显示已肝转移，对症治疗后缓解，欲求中医诊治。现症：胃脘憋胀疼痛，食欲差，吞咽困难，口干，便秘，2~3日一行。精神不佳，自发病以来体重减轻十余斤。舌淡红，苔白，脉细弦。四诊合参，证属阴血亏虚、瘀血阻络证，治以养血滋阴、通络止痛。

处方：①当归12g，生地黄15g，紫草10g，柴胡10g，清半夏10g，黄芩10g，党参10g，炒白术10g，砂仁6g，白英30g，大黄10g（另包），川楝子10g，茵陈10g，生麦芽12g，炙甘草6g。12剂。每日1剂，每剂煎2次，共约400mL，合于一起，每日2次，每次口服200mL。②龙宫莲胶囊（赵尚华老师自制，山西中医学院附属医院制剂）。每次3粒，每日3次。

2014年3月14日二诊：服上药后，患者食欲有所好转，仍胃脘憋胀不适，伴恶心，脚肿，大便日一次。近日面目出现黄染，小便黄。舌淡红，苔白厚，脉细弱。原方酌加利湿退黄药。

处方：当归12g，生地黄15g，紫草10g，柴胡10g，清半夏10g，黄芩10g，党参10g，炒白术10g，砂仁6g，白英30g，大黄10g（另包），川楝子10g，茵陈10g，车前子12g（另包），金钱草30g，炙甘草6g。12剂。每日1剂，每剂煎2次，共约400mL，合于一起，每日2次，每次口服200mL。

按语：患者有胃病多年，致胃气受损，气为血帅，血随气行，气滞日久，则导致瘀血内停，瘀血为有形之邪，故胃脘部疼痛较重。瘀血阻滞，气机不通，新血不生，而见胃脘憋胀疼痛，纳差，吞咽困难，口干，便秘，精神不佳，消瘦等症。辨为阴血亏虚、瘀血阻络证，治以养血滋阴、通络止痛。方中当归、生地黄、紫草凉血养血；柴胡、清半夏、黄芩、党参疏通中焦气机；炒白术、生麦芽、砂仁健脾和胃；白英、大黄、川楝子、茵陈化瘀清热止痛；炙甘草调和诸药。二诊时患者出现黄疸，故酌加利湿退黄药以对其症。对该患者法以攻补兼施，经治疗后症状有所好转，但因患者已肝转移，肝转移后病情发展变化较迅速，恐预后不良。

案例3：张某，女，55岁。2015年7月10日初诊。主诉：胃脘不适4月余。

患者4月前因胃痛在山西大医院诊为胃癌并行胃切除术，术后化疗4次。术后诊断：胃癌侵及横结肠。现症：餐后胃脘不适，口干，纳可，眠差，二便调。舌淡红，苔白，脉细。四诊合参，证属胃阴不足证，治以补气养阴和胃为主。

处方：生黄芪30g，天冬10g，麦冬10g，石斛10g，干姜6g，五味子10g，桂枝6g，清半夏10g，神曲10g，炒麦芽10g，炙甘草6g。6剂。每日1剂，每剂煎2次，共约400mL，合于一起，每日2次，每次口服200mL。

按语：根据胃癌的临床表现，中医对其论述分别记载在"胃脘痛""反胃""噎膈""伏梁""积聚""癥瘕"等疾病中。中医认为胃癌的病机以脾胃虚弱为根本，气滞、血瘀、痰凝、毒聚为其标。针对本案中老年女性患者，胃癌术后已发生转移，故归于血分证。因气阴不足、痰瘀阻络而致胃脘不适、口干、纳差。辨为胃阴不足证，治以补气养阴和胃为主。方用生黄芪、天冬、麦冬、五味子、石斛益胃养阴；干姜、桂枝、清半夏、神曲、炒麦芽、炙甘草健脾和胃，以期胃阴得补，诸症得散。

案例4：赵某，男，62岁。2014年12月31日初诊。主诉：便秘两月余。

患者因便秘两月余，2014年12月8日就诊于山西医科大学第一医院，行PET-CT示：贲门癌，伴腹膜后淋巴转移、肝左叶转移；脊柱退行性变。患者不愿接受手术及放化疗，欲求中医诊治。

现症：胃脘无明显不适，右胁痛，怕冷，纳可，失眠。大便3~4日一行。有肝硬化16年病史。舌淡红，苔白，脉沉细。四诊合参，证属气阴不足、痰瘀阻络证，治以补气养阴、散结通络为主。

处方：生地黄15g，丹皮15g，紫草10g，守宫6g，白英30g，丹参30g，柴胡10g，鳖甲10g，板蓝根30g，黄芩10g，川楝子10g，白花蛇舌草30g，炙甘草6g。6剂。每日1剂，每剂煎2次，共约400mL，合于一起，每日2次，每次口服200mL。

2015年1月9日二诊：服上药后，患者便秘改善，两日一行，纳可，眠可，右胁疼痛，腰困。舌淡红，苔白，脉沉。原方酌加养阴药。

处方：生地黄24g，丹皮15g，紫草10g，守宫6g，白英30g，丹参30g，柴胡10g，鳖甲10g，板蓝根30g，黄芩10g，川楝子10g，白花蛇舌草30g，生薏苡仁30g，炙甘草6g。6剂。每日1剂，每剂煎2次，共约400mL，合于一起，每日2次，每次口服200mL。

按语：本案患者为老年男性，年过半百，阴气自半。气虚导致气机不能正常升降，而见胁痛、怕冷等症；阴津不足，不能濡养肠道而致便秘。结合舌脉，辨为气阴不足、痰瘀阻络证。方中用生地黄、丹皮、紫草凉血滋阴；守宫、白英、白花蛇舌草化瘀散结；丹参、柴胡、鳖甲、板蓝根、黄芩、川楝子清热解毒，理气止痛；炙甘草调和诸药。诸药合用，共奏补气养阴、散结通络之功。

肠癌5例

案例1：温某，男，67岁。2015年5月6日初诊。主诉：便血1年余。

患者1年前因便血被诊为直肠癌，患者不愿手术，化疗后好转。1个月前便血又作，最多曾一次便血100多mL，欲求中医诊治。现症：大便日3~4次，量少，不成形。伴肛门憋胀，纳可，精神可。舌淡红，苔白，脉沉细。既往：4年前曾脑梗一次。四诊合参，证属湿热下注证，治以清利湿热为主。

处方：①槐花10g，地榆10g，防风10g，仙鹤草15g，生地黄30g，丹皮30g，生黄芪30g，生薏苡仁30g，白花蛇舌草30g，土茯苓30g，白英30g，炙甘草6g。6剂。每日1剂，每剂煎2次，共约400mL，合于一起，每日2次，每次口服200mL。②仙鹤草30g，败酱草30g。6剂。每日1剂，每剂煎1次，约200mL，灌肠，保留30分钟。

2015年5月15日二诊：服上药后，患者大便次数减少，每日1~2次，不成形。昨日又开始便血，黑红色，有血块，量不多。舌淡红，苔白，脉沉细。原方酌加健脾渗湿药。

处方：槐花10g，地榆10g，仙鹤草15g，生地黄30g，丹皮30g，生黄芪30g，生薏苡仁30g，白花蛇舌草30g，土茯苓30g，白英30g，炒白术10g，党参10g，车前子10g（包），石韦10g，炙甘草6g。6剂。每日1剂，每剂煎2次，共约400mL，合于一起，每日2次，每次口服200mL。

2015年5月22日三诊：服上药后，患者便血减少，有少量黑便。大便基本成形，日2次。纳可，精神可。舌淡红，苔白，脉沉。治以健脾利湿、滋阴养血为主。

处方：生黄芪30g，党参10g，炒白术10g，土茯苓30g，白花蛇舌草30g，白英30g，生薏苡仁30g，丹皮18g，紫草10g，生地黄30g，三七粉3g（包），车前子10g（包），石韦10g，炙甘草6g。6剂。每日1剂，每剂煎2次，共约400mL，合于一起，每日2次，每次口服200mL。

按语：本案患者为老年男性，脾胃气虚，致水液不能正常运化，湿热下注而成，用清利湿热法为主兼补气阴最为适宜。诊断过程中既要看到脾虚内湿，又要注意邪之稽留，在病邪未清时，切忌固涩，以免关门留寇，邪留成滞。不能见泻止泻，要以金元时期名医张子和所云"陈莝去而肠胃清，癥瘕尽而营卫昌，不补之中有真补者存焉"来指导治疗。方中用槐花、地榆、防风、仙鹤草清利湿热，凉血止血；生地黄、生黄芪、丹皮滋阴益气；生薏苡仁、白花蛇舌草、土茯苓、白英清化瘀毒；炙甘草调和诸药。同时配以仙鹤草、败酱草外用灌肠以清热解毒，化瘀止血，取标本兼治，内外同治之意。

案例2：吴某，男，81岁。2013年5月21日初诊。主诉：泄泻20年。

患者20年前无明显诱因出现泄泻，严重时日20余次，不成形，无脓血，未予重视，一直吃止泻药及中药治疗。今年5月出现便血，就诊于山西省武警医院，行肠镜示：距肛门约10cm处可见菜花样隆起肿物，病检示：绒毛管状腺瘤，恶变（直肠与乙状结肠交界处）。因患者年龄较大，不愿接受手术及放化疗，故欲求中医诊治。现症：便血，量不多，黑红色，腹泻，日20余次。怕冷。纳可，精神可。舌质紫暗，苔白，脉滑。四诊合参，证属脾肾阳虚证，治以健脾温阳为主。

处方：①党参10g，炒白术10g，清半夏10g，肉桂6g，干姜10g，肉豆蔻10g，补骨脂10g，五味子10g，芡实10g，白英30g，白花蛇舌草30g，黄连10g，炙甘草6g。6剂。每日1剂，每剂煎2次，共约400mL，合于一起，每日2次，每次口服200mL。②仙鹤草30g，白花蛇舌草30g，败酱草30g。6剂。每日1剂，每剂煎1次，约200mL，灌肠，保留30分钟。

2013年6月4日二诊：服上药后，患者腹泻次数减少，每日6~7次，有黏液，便血偶有一点，无腹痛，肛门有下坠感，脊背怕冷，纳可，精神可。舌质紫暗，苔白，脉滑。原方酌加补气温阳药。

处方：①红参10g（先煎），炒白术10g，清半夏10g，肉桂6g，干姜10g，肉豆蔻10g，补骨脂10g，五味子10g，芡实10g，白英30g，白花蛇舌草30g，黄连10g，炙甘草6g。6剂。每日1剂，每剂煎2次，共约400mL，合于一起，每日2次，每次口服200mL。②仙鹤草30g，白英30g，白花蛇舌草30g，败酱草30g。6剂。每日1剂，每剂煎1次，约200mL，灌肠，保留30分钟。

按语：本案患者为老年男性，此患者病程长达20年，病因病机多责之脾肾阳虚、清阳不升、余邪未尽、湿邪停留、气血郁滞而致。症见便血，量不多，黑红色，腹泻，日20余次，怕冷等。故宜健脾温阳、升清止泻、清热化湿。方中用红参、炒白术、肉桂、干姜、肉豆蔻、补骨脂健脾温阳止泻；黄连、芡实、清半夏、五味子渗湿止泻；白英、白花蛇舌草化瘀解毒；炙甘草调和诸药。同时配以仙鹤草、白英、白花蛇舌草、败酱草外用灌肠以清热解毒、化瘀止血，取标本兼治、内外同治之意。二诊时患者症状即有明显减轻，继续治疗。

案例3：阎某，男，52岁。2013年11月13日初诊。主诉：黄疸1月余。

患者因结肠癌引发胆管堵塞，两个月前山西医科大学第一医院行手术切除胆囊。现症：饭后胸胁憋胀，难以入睡。消化欠佳，便溏，日两次，色黄。面黄，睛黄，失眠，前半夜不能入睡，腹痛，用止痛药维持。口干。舌淡红，苔白，脉细数。实验室检查：转氨酶升高，碱性磷酸酶升高，胆红素升高。四诊合参，证属湿热下注证，治以利湿退黄、理气止痛。

处方：金钱草30g，茵陈30g，麦冬15g，石斛10g，清半夏

10g，干姜 10g，炒白术 10g，枳壳 10g，柴胡 10g，川楝子 10g，白芍 10g，莪术 10g，炙甘草 6g。6 剂。每日 1 剂，每剂煎 2 次，共约 400mL，合于一起，每日 2 次，每次口服 200mL。

2013 年 11 月 20 日二诊：服上药后，患者诉背部憋胀，夜间疼痛，睡眠好转，食欲不好，尿不黄，大便黄，不成形，每日 2～3 次。贫血（61g/L）。舌淡红，苔白，脉弦滑。原方酌加补血药。

处方：金钱草 30g，茵陈 30g，麦冬 15g，石斛 10g，清半夏 10g，干姜 10g，炒白术 10g，枳壳 10g，柴胡 10g，川楝子 10g，白芍 10g，莪术 10g，阿胶 10g（烊化），当归 10g，龟甲胶 10g（烊化），鹿角胶 10g（烊化），砂仁 6g，炙甘草 6g。6 剂。每日 1 剂，每剂煎 2 次，共约 400mL，合于一起，每日 2 次，每次口服 200mL。

2013 年 11 月 27 日三诊：服上药后，患者腹痛缓解，自觉口苦，食无味，饭后胸腹憋胀，消化不良，大便每日 1～2 次，口干。舌淡红，苔白，脉数。原方酌加养血、和胃药。

处方：金钱草 30g，茵陈 30g，麦冬 15g，石斛 10g，清半夏 10g，干姜 10g，炒白术 10g，枳壳 10g，柴胡 10g，川楝子 10g，白芍 10g，莪术 10g，阿胶 10g（烊化），当归 10g，板蓝根 30g，龟甲胶 10g（烊化），鹿角胶 10g（烊化），砂仁 6g，炙甘草 6g。6 剂。每日 1 剂，每剂煎 2 次，共约 400mL，合于一起，每日 2 次，每次口服 200mL。

按语：本病的发生多由于饮食不节，七情过极，泻痢过度，劳倦内伤，感受外邪，湿毒蕴结等因素致脾胃受损，水谷精微不能正常运化输布，以致湿热内生，毒滞肠道，日久积聚成块。清朝王肯堂则言："又有生平性情暴急，纵食膏粱，或兼补术，蕴毒结于脏腑，火热流注肛门，结而为肿。"针对该案，因结肠癌转移至肝胆而引发黄疸，病情较重，辨为湿热下注证，治以利湿退黄、理气止痛为主。方用金钱草、茵陈利湿退黄；麦冬、石斛、清半夏、干姜、炒白术健脾益气养阴；枳壳、柴胡、川楝子、白芍、莪术行气活血止痛；炙甘草调和诸药。患者经一段时间的治疗后症状好转，一般情况尚可，但因已全身转移，预后不良，后经回访患者已去世。

案例4：李某，女，43岁。初诊：2015年4月29日。主诉：直肠癌术后1年。

患者1年前因腹痛、便血就诊于山西医科大学第一医院，诊为直肠癌，并行手术切除。今年春天发现卵巢、盆腔转移，并行卵巢切除手术。目前症状山西省肿瘤医院化疗，欲求中医协助诊治。现症：精神尚可，烘热汗出，手脚麻木，伴嗳气，纳可，眠可，二便可。舌淡红，苔白，脉沉细。四诊合参，证属气血不足、痰瘀阻络证。治以健脾益气、活血通络为主。

处方：清半夏10g，干姜10g，黄连10g，黄芩10g，党参10g，炒白术10g，桂枝10g，生黄芪30g，鸡血藤30g，丹皮15g，紫草10g，炙甘草6g。6剂。每日1剂，每剂煎2次，共约400mL，合于一起，每日2次，每次口服200mL。

2015年5月13日二诊：患者嗳气减轻，纳可，眠可，二便可，仍手脚麻。舌淡红，苔白齿痕，脉弦细。原方酌加养阴降逆药。

处方：清半夏10g，干姜10g，黄连10g，黄芩10g，党参10g，炒白术10g，桂枝10g，生黄芪30g，鸡血藤30g，丹皮15g，紫草10g，生地黄15g，丁香6g，炙甘草6g。6剂。每日1剂，每剂煎2次，共约400mL，合于一起，每日2次，每次口服200mL。

2015年5月19日三诊：患者感觉良好，仍感手脚麻，余无明显不适。舌淡红，苔白，脉沉细。仍以健脾益气、活血通络为主。

处方：清半夏10g，干姜10g，黄连10g，黄芩10g，党参10g，炒白术10g，桂枝10g，生黄芪30g，鸡血藤30g，丹皮15g，紫草10g，炙甘草6g。6剂。每日1剂，每剂煎2次，共约400mL，合于一起，每日2次，每次口服200mL。

继以该法治疗半年，患者复查无明显变化。精神好，纳可，眠可，二便可。

按语：本案患者因为中年女性，因湿毒蕴结等因素致脾胃受损，水谷精微不能正常运化输布，以致湿热内生，毒滞肠道，日久积聚成块而发病。病后一年发生转移，化疗更伤气血。气血流通不畅，而见烘热汗出，手脚麻木，嗳气等症。辨为气血不足、痰瘀阻络证。治以健脾益气、活血通络。方用半夏泻心汤（清半夏、干姜、黄连、黄芩、党参、炙甘草）平调寒热，消痞散结；生黄芪、炒白术、桂枝、鸡血藤益气养血通络；丹皮、紫草凉血。二诊、三诊时患者嗳气、手脚麻木症状渐减，故调整组方以对其症。

案例5：李某，男，68岁。初诊：2010年11月17日。主诉：吐血两月余。

患者10年前曾行结肠癌手术。两个月前因吐血住原平市第一人民医院，行CT示：十二指肠占位（4.8cm×4.3cm）；肝内占位性病变（7.3cm×4.8cm）。诊为肠癌肝转移。10月21日好转出院。11月份又吐血一次。现症：无吐血。自觉食道有异物感，嗳气后消失，伴肩困，口干，纳可，眠可，无腹胀，下腹偶有刺痛感。舌淡红，苔白，脉缓。四诊合参，证属脾气不足、络破血溢证。治以健脾益气、止血通络为主。

处方：①党参10g，半夏10g，乌贼骨12g，三七粉3g（冲），黄连10g，炮姜6g，仙鹤草15g，丹参10g，白英30g，鳖甲30g（先煎），生薏苡仁30g，炙甘草6g。6剂。每日1剂，每剂煎2次，共约400mL，合于一起，每日2次，每次口服200mL。②龙宫莲胶囊（赵尚华老师自制，山西中医学院附属医院制剂）。每次3粒，每日3次。

2010年11月24日二诊：服上药后，患者未再吐血，精神可，口干缓解，纳可，伴嗳气、胃胀，嗳气后食道有灼热感，二便可。舌淡红，苔白，脉缓。原方酌加清热散结药。

处方：党参10g，半夏10g，乌贼骨12g，三七粉3g（冲），黄连10g，炮姜6g，仙鹤草15g，丹参10g，白英30g，鳖甲30g（先煎），生薏苡仁30g，青黛6g（冲），浙贝10g，炙甘草6g。12剂。每日1剂，每剂煎2次，共约400mL，合于一起，每日2次，每次口服200mL。

2014年12月22日三诊：服上药后，患者精神好，纳可，眠可，偶有嗳气，大便干，左上腹偶有疼痛，体重增加3斤。舌淡紫，苔白，脉细滑。以益气活血、通络止痛为主。

处方：党参10g，黄芩10g，半夏10g，当归10g，柴胡10g，丹参30g，白英30g，鳖甲30g（先煎），生薏苡仁30g，川楝子10g，白芍10g，炙甘草6g。12剂。每日1剂，每剂煎2次，共约400mL，合于一起，每日2次，每次口服200mL。

按语：本案患者老年男性，年近古稀，10年前因气血不足、痰瘀阻络而发病，现发生肝转移，络破血溢而见血分证；气机上逆而见嗳气；痰瘀化热而见口干。辨为脾气不足、络破血溢证。方用党参、炮姜健脾益气；半夏、黄连、乌贼骨清热理气；三七粉、仙鹤草、丹参活血止血；白英、鳖甲、生薏苡仁化痰散结；炙甘草调和诸药。二诊、三诊时患者标实症状渐减，调整组方以扶正为主。

乳腺癌4例

案例1：樊某，女，36岁。2015年5月20日初诊。主诉：右侧乳腺癌3年。

患者未来，其姐代述。患者3年前发现右侧乳腺癌，不愿接受手术，给予对症治疗。2015年3月因生气导致病情加重，并于2015年3月26日在赵老家中初诊，当时病情较重。症见：卧床，活动困难，右乳结块3处，右髋部有结块如拳，腰痛，腿痛，二便失禁，已插导尿管。当时患者刚从肿瘤医院出院，准备去南京治疗。舌淡红，苔白，脉细数。四诊合参，证属气阴不足、痰瘀阻络证。治以补气养阴、化瘀通络为主。

处方：生地黄18g，紫草10g，丹皮18g，生黄芪30g，红参10g（先煎），白芍10g，生薏苡仁30g，威灵仙10g，肉苁蓉10g，砂仁6g，白蔻仁6g，白英30g，炙甘草6g。

5月19日其母从南京捎回话：上药共用13剂，乳房结块已消2枚，右髋部结块有减小，消瘦，疼痛有减，可坐起，但仍不能下床活动。大便逐渐成形，色黄，可自解。小便仍用导尿管，右腿肿胀，腹胀，左侧肋部疼痛明显，左臂不能动，眼糊，精神欠佳，其姐今日索方。原方酌加化瘀解毒利湿药。

处方：生地黄18g，紫草10g，丹皮18g，生黄芪30g，红参10g（先煎），白芍10g，生薏苡仁30g，威灵仙10g，肉苁蓉10g，砂仁6g，白蔻仁6g，白英30g，鸡血藤30g，川牛膝10g，土茯苓30g，石韦10g，炙甘草6g。

按语：本案患者为年轻女性，因肝郁痰凝，瘀血阻络而发为乳腺癌，此次发病因生气而作。乳房为肝经所过，郁怒伤肝，肝失调达，肝郁、痰凝、血瘀加重，癌毒随血分迅速播散而见全身多处发生结块，瘀毒阻络而见疼痛。结合其舌脉辨为气阴不足、痰瘀阻络证。治以补气养阴、化瘀通络为主。方用生黄芪、红参、白芍补气养血；生地黄、紫草、丹皮、威灵仙、肉苁蓉滋阴温阳；砂仁、白蔻仁健脾和胃；生薏苡仁、白英化瘀解毒；炙甘草调和诸药。以期正气得补，痰瘀得散。二诊时患者全身结块明显减小，症状均有减轻，唯肢体肿胀明显，故酌加化瘀解毒利水药以对其症。乳腺癌的发病原因尚不十分清楚，但中西方学者都认为与情绪有密切关系。清代《冯氏锦囊秘录》载："妇人有忧怒抑郁，朝夕积累，脾气消阻，肝气横逆，气血亏损，筋失营养，郁滞与痰结成隐核……积之渐大，数年而发，内溃深烂，名曰乳岩。"这一点对年轻女性来说尤为重要。

案例2：光某，女，33岁。初诊：2015年12月2日。主诉：左乳癌术后4年。

患者4年前因左侧乳腺癌在阳泉市第一医院行乳癌术改良根治，术后化疗。2015年2月发现左颈部肿物，遂前往北京解放军总医院检查示：乳腺恶性肿瘤术后；颈部淋巴结继发恶性肿瘤；

肺继发恶性肿瘤；肝继发恶性肿瘤；左侧腋下转移；腹膜后淋巴结肿大。住院行6次化疗后出院。1个月前发现左颈部肿物逐渐增大，较化疗前增大2～3倍，并发左腋下肿物，故求中医诊治。

现症：左胸臂胀困不适，夜间明显。纳可，眠可，二便可。舌淡红，苔白，脉沉细。四诊合参，证属气阴不足、痰瘀阻络证。治以益气养阴、化痰通络为主。

处方：生地黄18g，丹皮18g，紫草10g，鳖甲30g（先煎），生黄芪30g，太子参10g，熟地黄10g，赤芍10g，肉苁蓉10g，威灵仙10g，仙茅10g，白英30g，白花蛇舌草30g，生薏苡仁30g，炙甘草6g。6剂。每日1剂，每剂煎2次，共约400mL，合于一起，每日2次，每次口服200mL。

2015年12月9日二诊：服上药后，患者无明显不适。左臂憋胀较明显，影响睡眠。舌淡红，苔白，脉沉细。原方酌加化痰通络药。

处方：生地黄18g，丹皮18g，鳖甲30g（先煎），生黄芪30g，太子参10g，熟地黄10g，赤芍10g，肉苁蓉10g，威灵仙10g，仙茅10g，白英30g，白花蛇舌草30g，生薏苡仁30g，蝉蜕10g，僵蚕10g，夏枯草30g，炙甘草6g。6剂。每日1剂，每剂煎2次，共约400mL，合于一起，每日2次，每次口服200mL。

按语：本案患者为年轻女性，4年前因肝郁痰凝、瘀血阻络而发为乳腺癌，病后行手术及化疗。此次发病时已全身广泛转移，故归于血分证。瘀血属有形之邪，故颈部、腋下可见肿块形成；瘀毒阻络，新血不能化生，致左胸臂胀困不适，夜间明显。结合其舌脉辨为气阴不足、痰瘀阻络证。治以补气养阴、化痰通络为主。方用生黄芪、太子参、熟地黄、赤芍补气养血；生地黄、丹皮、鳖甲、威灵仙、仙茅、肉苁蓉滋阴温阳；砂仁、白蔻仁健脾和胃；白花蛇舌草、生薏苡仁、白英化瘀解毒；炙甘草调和诸药。以期正气得补，痰瘀得散。二诊时患者症状有减，唯左臂憋胀较明显，故酌加化痰通络之蝉蜕、僵蚕、夏枯草以对其症。

案例3：刘某，女，56岁。2016年1月20日初诊。主诉：发现右乳癌两月余。

患者两个月前发现右侧乳房肿块，就诊于山西省人民医院，检查示：①右乳浸润性癌（2.9cm×1.7cm）。②骨转移？③肝转移？患者不愿接受手术，故行化疗，现为第三次化疗。

现症：第二次化疗后开始低烧，已1个月。体温波动在37.3~38.2℃，下午甚。咳嗽，少痰，精神可，纳可，眠可，二便可。舌淡红，有瘀斑，苔白，脉细数。血常规示：白细胞降低（$1.4×10^9$/L）。四诊合参，证属气阴不足、痰瘀阻络证。治以益气养阴、化瘀通络为主。

处方：红参10g（先煎），熟地黄10g，生地黄30g，鳖甲30g（先煎），白英30g，白花蛇舌草30g，夏枯草18g，金银花30g，丹皮30g，赤芍10g，肉苁蓉10g，威灵仙10g，炙甘草6g。6剂。每日1剂，每剂煎2次，共约400mL，合于一起，每日2次，每次口服200mL。

按语：本案患者为中年女性，因气血不足，痰瘀阻络而发为乳腺癌，发病时已全身转移。病后行化疗更伤气阴。症见咳嗽，少痰，低热，下午尤甚，舌有瘀斑为瘀血所主，脉细数主阴虚有热。血中白细胞亦降低。辨为气阴不足、痰瘀阻络证。治以补气养阴、化瘀通络为主。方用红参、熟地黄、赤芍补气养血；生地

下篇 临证医案录

黄、丹皮、鳖甲滋阴清热；威灵仙、肉苁蓉温补肾阳；砂仁、白蔻仁健脾和胃；夏枯草、金银花、白花蛇舌草、生薏苡仁、白英清热解毒、化瘀散结；炙甘草调和诸药。患者目前病机以正虚为主，故治疗以益气养血、滋阴温阳为主，配以化痰散瘀之攻邪药，取标本同治之意。

案例4：张某，女，51岁。2015年8月7日初诊。主诉：胃胀3月余。

患者4年前因左乳腺癌行手术切除，2013年又行卵巢癌切除手术，术后化疗6次。2015年4月复查未见异常。2015年4月因胃胀在山西医科大学第一医院行胃镜示：慢性胃炎，查HP（+）。

现症：胃胀，腹部胀痛，怕冷，肠鸣，腹泻，每日2~3次，精神欠佳，矢气多，纳一般。舌淡红，苔白厚，脉沉细。四诊合参，证属脾肾阳虚证，治以健脾温阳、理气和胃为主。

处方：党参10g，炒白术10g，清半夏10g，干姜10g，黄连10g，黄芩10g，乌贼骨10g，芡实10g，肉豆蔻10g，巴戟天10g，神曲10g，枳壳10g，白花蛇舌草30g，炙甘草6g。6剂。每日1剂，每剂煎2次，共约400mL，合于一起，每日2次，每次口服200mL。

2015年8月14日二诊：服上药后，患者纳食好转，仍感觉腹部怕冷，大便一日两次，不成形。舌淡红，苔白，脉弦细。原方酌加理气渗湿药。

处方：党参10g，炒白术10g，清半夏10g，干姜10g，黄连10g，黄芩10g，乌贼骨10g，芡实10g，肉豆蔻10g，巴戟天10g，神曲10g，枳壳10g，白花蛇舌草30g，马齿苋30g，木香10g，炙甘草6g。6剂。每日1剂，每剂煎2次，共约400mL，合于一起，每日2次，每次口服200mL。

2015年8月21日三诊：服上药后，患者怕冷好转，大便基本成形。舌淡红，苔白，脉弦细。原方酌加温阳药。

处方：党参10g，炒白术10g，清半夏10g，干姜10g，黄连10g，黄芩10g，乌贼骨10g，芡实10g，肉豆蔻10g，巴戟天10g，神曲10g，威灵仙10g，肉桂10g，白花蛇舌草30g，炙甘草6g。6剂。每日1剂，每剂煎2次，共约400mL，合于一起，每日2次，每次口服200mL。

按语：本案患者为中年女性，曾行乳腺癌手术、卵巢癌手术，术后化疗。机体受到损伤，气血阴阳亏虚，气机不畅而见胃胀，腹部胀痛，怕冷，肠鸣，腹泻，精神欠佳，纳少等症。结合舌脉，辨为脾肾阳虚证，治以健脾温阳、理气和胃为主。方中党参、炒白术、肉豆蔻、巴戟天温补脾肾；清半夏、干姜、黄连、黄芩平调寒热，调理气机；乌贼骨、芡实、神曲、枳壳理气和胃；白花蛇舌草化瘀解毒；炙甘草调和诸药。二诊、三诊时患者症状逐渐减轻，随患者病情变化加减用药。本案患者因术后及化疗导致气血阴阳受损而发，治疗以扶助正气为主。

口腔癌1例

方某，女，78岁。初诊：2014年2月14日。主诉：右侧口颊灼热疼痛半年。

患者于5年前在山西省肿瘤医院诊为口腔癌，经放疗后痊愈。2013年又出现口腔红斑，有灼热疼痛感，怕辛辣酸咸刺激，伴口干、五心烦热，睡眠好，饮食可，二便调。舌淡红，苔白，脉细弦。2013 年 8 月曾行右乳腺癌手术。四诊合参，证属阴虚痰阻证。治以养阴通络为主。

处方：生地黄 12g，熟地黄 12g，天冬 10g，麦冬 10g，黄精 10g，白英 30g，夏枯草 18g，黄连 10g，五味子 10g，细辛 3g，金银花 18g，神曲 10g，炙甘草 6g。12 剂。每日 1 剂，每剂煎 2 次，共约 400mL，合于一起，每日 2 次，每次口服 200mL。

按语：中医理论认为，口腔癌的发病与心脾气虚、火毒上攻、气滞血瘀、毒热结聚有关。本案患者为老年女性，年近耄耋，气阴亏虚，而见口腔灼热疼痛、口干、五心烦热等症。结合舌脉，辨为阴虚痰阻证。方用生地黄、熟地黄、天冬、麦冬、黄精滋阴；白英、夏枯草、黄连、五味子、金银花清热散结；细辛止痛；神曲理气和胃；炙甘草调和诸药。共奏养阴通络之功。

泪囊腺癌 1 例

林某，男，61 岁。初诊：2011 年 12 月 8 日。主诉：泪囊腺癌近 3 年。

患者于 2009 年在 301 医院诊为"泪囊腺癌"，并行手术治疗。2010 年复发，复发后在 301 医院化疗 2 次，欲求中药治疗。现症：右侧鼻部溃疡、出脓，右眼内眦结黑痂，有触痛，纳可，眠可，二便调。舌淡红，苔白，脉沉细。有糖尿病史。四诊合参，证属气阴不足、瘀阻络脉证。治以益气养阴、化瘀通络为主。

处方：生黄芪 30g，红参 10g（先煎），天冬 10g，麦冬 10g，当归 10g，白英 30g，白芍 10g，鳖甲 30g（先煎），炮甲珠 10g，守宫 6g，皂角刺 10g，夏枯草 30g，菊花 10g，木贼 10g，金银花 30g，炙甘草 6g。6 剂。每日 1 剂，每剂煎 2 次，共约 400mL，合于一起，每日 2 次，每次口服 200mL。

按语：本病属眦部疾患，眦部内应心和小肠，故中医认为本病的形成与心的功能失调密切相关。凡风热外侵，停留于泪窍；或心有伏火，脾蕴湿热，循经上攻眦部；或因邪毒蔓延，泪窍阻塞，复加心热上承，热毒蕴积，灼伤津液气血，蓄腐化脓而成本病。本案患者为老年男性，气阴不足，且有糖尿病史，结合舌脉，辨为气阴不足、瘀阻络脉证。治以益气养阴、化瘀通络为主。方用生黄芪、红参、天冬、麦冬益气养阴；当归、白芍、鳖甲滋阴养血；炮甲珠、皂角刺、夏枯草散结通络；白英、守宫化瘀解毒；菊花、木贼、金银花清火明目；炙甘草调和诸药。标本同治，以期气阴得补，痰瘀得散，诸症消除。

卵巢癌 1 例

戈某，女，65 岁。初诊：2015 年 6 月 2 日。主诉：下腹痛、腹胀两月余。

患者因下腹痛、胀于 2015 年 3 月 27 日就诊于山西医科大学第一医院，经检查示：右侧卵巢癌可能；腹膜转移，肝转移，淋巴转移，少量腹水形成；肺转移可能；右侧少量胸腔积液；胆囊切除术后。患者不愿手术及放化疗，故求中医治疗。现症：下腹痛、胀，伴胃胀，乏力，纳差，多梦，二便可。舌淡红，苔白，脉沉细。有高血压、糖尿病史。四诊合参，证属肾气不足、痰瘀阻络证。治以补肾益气、化痰通络为主。

处方：生黄芪30g，红参10g（先煎），鳖甲30g（先煎），当归10g，威灵仙10g，肉苁蓉10g，肉桂6g，乌药10g，生薏苡仁30g，白英30g，土茯苓30g，冬瓜仁30g，芦根30g，炙甘草6g。6剂。每日1剂，每剂煎2次，共约400mL，合于一起，每日2次，每次口服200mL。

2015年6月19日二诊：服上药后，患者纳食略有好转，左下腹不适。舌淡红，苔白，脉沉细。原方酌加和胃药。

处方：生黄芪30g，红参10g（先煎），鳖甲30g（先煎），当归10g，威灵仙10g，肉苁蓉10g，肉桂6g，乌药10g，生薏苡仁30g，白英30g，土茯苓30g，冬瓜仁30g，芦根30g，砂仁6g，炙甘草6g。6剂。每日1剂，每剂煎2次，共约400mL，合于一起，每日2次，每次口服200mL。

2015年6月26日三诊：服上药后，患者仍有下腹憋胀不适感，纳一般，精神可。舌淡红，苔白，脉沉细。原方酌加和胃养阴药。

处方：生黄芪30g，红参10g（先煎），鳖甲30g（先煎），当归10g，威灵仙10g，肉苁蓉10g，肉桂6g，乌药10g，生薏苡仁30g，白英30g，土茯苓30g，冬瓜仁30g，芦根30g，砂仁6g，枸杞子10g，炒黄柏10g，干姜6g，炙甘草6g。6剂。每日1剂，每剂煎2次，共约400mL，合于一起，每日2次，每次口服200mL。

2015年7月3日四诊：患者精神好，纳可，腹痛、腹胀均有减轻，眠可。舌淡红，苔白，脉沉细。原方酌加凉血和胃药。

处方：生黄芪30g，红参10g（先煎），鳖甲30g（先煎），威灵仙10g，肉苁蓉10g，肉桂6g，生薏苡仁30g，白英30g，土茯苓30g，冬瓜仁30g，芦根30g，丹皮18g，生地黄15g，紫草10g，砂仁6g，干姜10g，炙甘草6g。6剂。每日1剂，每剂煎2次，共约400mL，合于一起，每日2次，每次口服200mL。

按语：卵巢癌是女性生殖器官常见的恶性肿瘤之一，因卵巢癌致死者，占各类妇科肿瘤的首位，对妇女生命造成严重威胁。卵巢癌是一种发病多因性、临床表现表现多样的恶性疾病。精神因素对卵巢癌的发生发展有很大的影响，性格急躁，长期的精神刺激可导致宿主免疫监视系统受损，对肿瘤生长有促进作用。患者长期情志不畅或抑郁，而致气滞血瘀，瘀血凝滞于胞脉之中，渐成斯疾。本案患者为老年女性，年过半百，肾气不足，气虚导致气机不能正常升降，而见下腹胀痛，胃胀等证；乏力、纳差、多梦均为气虚之象。结合舌脉，辨为肾气不足、痰瘀阻络证。治以补肾益气，化痰通络。方中生黄芪、红参、鳖甲、威灵仙、肉苁蓉补肾益气；当归、肉桂、乌药温阳活血止痛；生薏苡仁、白英、土茯苓、冬瓜仁、芦根利水渗湿，化瘀解毒；炙甘草调和诸药。二诊、三诊、四诊时依据患者症状变化而加减药物，以期扶正与祛邪兼顾，标本同治。

子宫内膜癌1例

任某，女，55岁。初诊：2014年9月10日。主诉：子宫内膜癌术后9个月。

患者于2013年12月因子宫内膜癌在山西大医院行手术治疗。1个月前发现左锁骨上肿块，持续增大，在山西大医院检查示：左锁骨上肿瘤（7cm×8cm），已扩散至腹部、左腿部。现症：颈部结块疼痛，左腹股沟困、痛，左腿肿胀，纳少，口干苦，舌红苔白，脉数。四诊合参，证属阴虚有热、痰瘀阻络证。治以养阴清热、化痰通络为主。

处方：紫草 10g，生地黄 15g，水牛角 30g（先煎），赤芍 10g，生黄芪 30g，泽泻 10g，生薏苡仁 30g，土茯苓 30g，夏枯草 18g，僵蚕 10g，蝉蜕 10g，莪术 10g，白花蛇舌草 30g，炙甘草 6g。6 剂。每日 1 剂，每剂煎 2 次，共约 400mL，合于一起，每日 2 次，每次口服 200mL。

2014 年 9 月 17 日二诊：服上药后，患者腿困、腿肿有减，仍有颈部肿块疼痛，口干苦，纳差。舌红，苔白，脉缓。原方酌加清热散结药。

处方：紫草 10g，生地黄 15g，水牛角 30g（先煎），赤芍 10g，生黄芪 30g，泽泻 10g，生薏苡仁 30g，土茯苓 30g，夏枯草 30g，僵蚕 10g，蝉蜕 10g，白花蛇舌草 30g，金银花 30g，炙甘草 6g。6 剂。每日 1 剂，每剂煎 2 次，共约 400mL，合于一起，每日 2 次，每次口服 200mL。

按语：子宫内膜癌按其症状表现可归属于"崩漏""五色带""癥积"等病。本病的发生是由于肝、脾、肾三脏功能失调，导致湿热瘀毒，蕴于胞宫，或肝气郁结，气滞血瘀，经络阻塞，日久积于腹中而成。中医一般将子宫内膜癌分为血热型、气虚型、血瘀型、肾虚型四型辨证施治。治疗应扶正与祛邪并用。早期以清热利湿，行气活血为主，兼以扶正固本，调理冲任；晚期宜扶正为主，兼祛邪散结，改善患者的虚弱状态，更可以攻毒散结为主，使祛邪而不伤正。总之，治疗时当根据邪正盛衰的轻重，权衡扶正与祛邪的用药比例，合理组方用药。本案患者为中老年女性，已发生广泛转移，属血分证阶段，以腿肿、左锁骨上淋巴转移为主症，属血热瘀毒之实证，故用药以凉血攻毒为主。方中用紫草、生地黄、水牛角、赤芍凉血；生黄芪益气；泽泻、生薏苡仁利水；土茯苓、夏枯草、僵蚕、蝉蜕、莪术、白花蛇舌草化瘀解毒散结；炙甘草调和诸药。患者病情较重，二诊后因患者放弃治疗，无法继续观察。

前列腺癌 1 例

安某，男，68 岁。初诊：2015 年 6 月 10 日。主诉：尿频、尿急、尿痛反复发作 1 年。

患者于 2014 年 7 月因尿频、尿急、尿痛、右髂前上棘烧灼样疼痛就诊于山西医科大学第一医院，行 B 超检查诊为前列腺癌，放化疗及用核素锶治疗数十次后好转，近一月症状加重，为求进一步治疗遂求中医诊治。现症：尿频、尿急、尿痛，右髋骨、右腿疼痛，伴纳差、恶心、乏力、大便不调、嗜睡。舌淡红，苔白厚，脉缓。四诊合参，证属肾气不足，痰瘀阻络证。治以补肾益气、化痰行瘀。

处方：仙茅 10g，威灵仙 10g，肉苁蓉 12g，骨碎补 10g，生地黄 30g，丹皮 18g，紫草 10g，水牛角 30g（先煎），生黄芪 30g，藿香 10g，砂仁 6g，清半夏 10g，干姜 6g，炙甘草 6g。12 剂。每日 1 剂，每剂煎 2 次，共约 400mL，合于一起，每日 2 次，每次口服 200mL。

按语：前列腺癌是原发于男性前列腺腺体的恶性肿瘤，属于中医"癃闭""癥结""血淋""劳淋"等范畴。中医学从整体观出发，认为发病是机体病邪的损害与正气的抗损害之间的矛盾斗争，邪气是发病的重要条件，正气不足是发病的内在因素，正邪相搏，邪胜正负则发病。晚期前列腺癌患者，邪正交争日久，正虚邪进，正气虚损，阴阳失衡，脏腑功能失调，留滞客邪，痰凝毒聚，相互胶结，蕴成肿瘤，而癌瘤的生长又会进一步耗损正气，正不遏邪，又助长了癌瘤的发展。故正气亏虚是晚期前列腺癌的内在病因。本案患者为老年男性，本已肾气不足，经放化疗及用核素锶治疗处理后，折杀正气，更伤气阴，而见尿频、尿急、尿痛、腿疼、纳差、恶心、乏力、大便不调、嗜睡等症。辨为肾气不足、痰瘀阻络证。方中用仙茅、威灵仙、肉苁蓉、骨碎补填补肾精；生地黄、丹皮、紫草、水牛角凉血；生黄芪益气；藿香、砂仁、清半夏、干姜化痰行气；炙甘草调和诸药。共奏补肾益气、化痰行瘀之功。

肾癌1例

冯某，男，82岁。初诊：2012年6月7日。主诉：发现肾癌1月余。

患者于2012年5月3日在山大一院体检发现肾癌。进一步行CT示：左肾癌，考虑肾门区淋巴结转移，肾门结构及肾周脂肪间隙不清楚，考虑受侵；双肺多发转移瘤；考虑纵隔淋巴结转移；肝内多发囊肿。因患者年龄较大，不愿接受放化疗及手术，故求中医诊治。

现症：腰膝酸困，夜尿多，精神可，食欲可，消瘦，余无明显不适。舌淡红，苔白，脉缓。有糖尿病史。四诊合参，证属肾气阴不足证。治以固肾养阴缩尿为主。

处方：生黄芪30g，熟地黄10g，山萸肉10g，五味子10g，益智仁10g，桑螵蛸10g，肉苁蓉10g，芡实10g，炙甘草6g。12剂。每日1剂，每剂煎2次，共约400mL，合于一起，每日2次，每次口服200mL。

按语： 古代中医对肾癌、膀胱癌没有专门论述，主要症状和体征在传统医学中称谓不一，大致属"癥积""癃闭""血淋""肾劳"等范畴。此案患者肾癌是由久病入络，脉络瘀痹，痰瘀互结而成。现患者表现为腰膝酸困、夜尿多，消瘦等症状，结合其有糖尿病史多年，辨为肾之气阴不足证。治以固肾养阴缩尿为主。方用生黄芪、熟地黄、山萸肉、五味子、肉苁蓉补肾益气；芡实、益智仁、桑螵蛸固精缩尿；炙甘草调和诸药。以期肾之气阴得补，诸症消除。

滑膜肉瘤1例

何某，女，57岁。初诊：2013年11月6日。主诉：左腘窝滑膜肉瘤1年余。

患者因发现左腘窝肿物于2013年1月14日就诊于中铁十七局中心医院，诊断为"左腘窝滑膜肉瘤"，后于2013年1月30日就诊于山西大医院，诊为：透明细胞肉瘤（软组织恶性黑色素瘤）；滑膜肉瘤；膝关节骨质增生。并行手术切除。9月份又复发，在原伤口处新生2枚结节，就诊于山西省肿瘤医院，行B超示：左侧腘窝外侧2枚实性结节（恶性可能）。肿瘤医院要求截肢治疗，患者不愿接受，故住院化疗。

现症：腘窝处肿物无明显疼痛，不影响走路。伴口干多饮，眠可，纳可，二便可。舌红苔黄，脉细。四诊合参，证属气阴不足、痰瘀阻络证。治以益气养阴、化痰通络为主。

处方：黄芪 30g，天冬 10g，麦冬 10g，五味子 10g，干姜 10g，莪术 10g，僵蚕 10g，肉苁蓉 10g，蝉蜕 10g，片姜黄 10g，生薏苡仁 30g，骨碎补 10g，炙甘草 6g。6 剂。每日 1 剂，每剂煎 2 次，共约 400mL，合于一起，每日 2 次，每次口服 200mL。

2013 年 11 月 13 日二诊：服上药后，患者无明显不适。近日起口疮，腹胀、大便可。舌淡红，苔白，脉细滑。原方酌加和胃药。

处方：①黄芪 30g，天冬 10g，麦冬 10g，五味子 10g，干姜 10g，莪术 10g，僵蚕 10g，肉苁蓉 10g，蝉蜕 10g，片姜黄 10g，生薏苡仁 30g，骨碎补 10g，砂仁 6g，神曲 10g，三棱 10g，炙甘草 6g。6 剂。每日 1 剂，每剂煎 2 次，共约 400mL，合于一起，每日 2 次，每次口服 200mL。②龙宫莲胶囊（赵尚华老师自制，山西中医学院附属医院制剂）。每次 3 粒，每日 3 次。

2013 年 11 月 20 日三诊：服上药后，患者腹胀好转，口疮痛消，患处发胀、麻木，口干。舌淡红，苔白，脉沉。查：血常规（-），尿常规（-）。原方酌加活血通络药。

处方：黄芪 30g，天冬 12g，麦冬 12g，五味子 10g，干姜 10g，莪术 10g，僵蚕 10g，肉苁蓉 10g，蝉蜕 10g，片姜黄 10g，生薏苡仁 30g，骨碎补 10g，地龙 10g，鸡血藤 30g，炙甘草 6g。6 剂。每日 1 剂，每剂煎 2 次，共约 400mL，合于一起，每日 2 次，每次口服 200mL。

2013 年 11 月 27 日四诊：服上药后，患者患腿麻木有减，夜间疼痛较明显，自觉肿物有所增大，伴口干。舌淡红，苔白，脉沉弦。原方酌加活血通络养阴药。

处方：黄芪 30g，天冬 10g，麦冬 10g，五味子 10g，莪术 10g，僵蚕 10g，肉苁蓉 10g，蝉蜕 10g，片姜黄 10g，生薏苡仁 30g，骨碎补 10g，三棱 10g，莪术 10g，干蟾皮 5g，当归 10g，天花粉 10g，炙甘草 6g。6 剂。每日 1 剂，每剂煎 2 次，共约 400mL，合于一起，每日 2 次，每次口服 200mL。

按语：滑膜肉瘤，可归于中医"痈疽"范畴。《灵枢》云："虚邪之入于身也，深寒与热相搏，久留而内者。"本案患者为中老年女性，因气阴不足，痰瘀阻络而发病。症见腘窝处肿物不断长大，口干多饮等。腘窝处肿物虽无明显疼痛，但恶性程度较高。结合舌脉，辨为气阴不足、痰瘀阻络证。治以益气养阴、化痰通络为主。方中黄芪、天冬、麦冬、五味子益气养阴；肉苁蓉、骨碎补、干姜补肾温阳；莪术、僵蚕、蝉蜕、片姜黄、生薏苡仁化瘀散结；炙甘草调和诸药。之后随症加减调增处方，扶正祛邪兼顾，标本同治。但因本病恶性程度较高，患者了解病情后主动放弃治疗，无法继续观察。

白血病 1 例

王某，男，35 岁。2015 年 7 月 7 日初诊。主诉：头痛、头晕 20 天。

患者于 2015 年 6 月 16 日以"间断性发热 4 个月，加重伴头晕 10 天"入住山西医科大学第二附属医院血液科，入院查血细胞分析五分类提示：白细胞 1.9×10^9/L，中性粒细胞绝对值 1.06×10^9/L，血小板总数 12.00×10^9/L，红细胞 1.82×10^{12}/L，血红蛋白 68.00g/L。入院行骨髓穿刺术诊断：AML；AML‑M4。入院后给予 VDDA 化疗方案治疗，曾用激素治疗，入院 16 天患者体温恢复正常，症状控制不明显，白细胞明显减少到危急值，下病危通知书，患者放弃治疗出院，遂求中医诊治。

现症：头痛，头晕，乏力，面色晦暗无光泽，纳可，眠可，大便不爽，每日 2～3 次。舌红，苔白，脉滑。四诊合参，证属精血亏虚证，治以益气填精、养血滋阴为主。

处方：生黄芪 30g，红参 10g（先煎），熟地黄 10g，鹿角胶 10g（烊化），阿胶 10g（烊化），三七粉 4g（冲），生地黄 18g，黄芩 10g，女贞子 10g，黄精 10g，煅龙骨 10g，炙甘草 6g。6 剂。每日 1 剂，每剂煎 2 次，共约 400mL，合于一起，每日 2 次，每次口服 200mL。

2015 年 7 月 14 日二诊：服上药后，患者自诉头痛症状缓解，大便时有疼痛感，小便次数频多，口干，饮食及睡眠均正常。复查血细胞分析五分类：白细胞计数 1.81×10^9/L，中性粒细胞绝对值 0.40×10^9/L，中性粒细胞百分比 21.8%，血小板计数 645×10^9/L，红细胞计数 1.98×10^{12}/L，血红蛋白计数 67.00g/L。舌质紫，苔薄白，脉滑数。原方酌加理气通淋药。

处方：生黄芪 30g，红参 10g（先煎），熟地黄 18g，鹿角胶 10g（烊化），阿胶 10g（烊化），三七粉 4g（冲），生地黄 18g，黄芩 10g，女贞子 10g，黄精 10g，煅龙骨 10g，木香 10g，石韦 10g，炙甘草 6g。6 剂。每日 1 剂，每剂煎 2 次，共约 400mL，合于一起，每日 2 次，每次口服 200mL。

2015 年 7 月 21 日三诊：自诉服上药后不适症状改善，轻度抽筋症状，饮食及睡眠均正常，舌质紫，苔薄白，脉滑数。原方酌加滋阴药。

处方：生黄芪 30g，红参 10g（先煎），熟地黄 10g，阿胶 10g（烊化），三七粉 4g（冲），生地黄 18g，黄芩 10g，女贞子 10g，黄精 10g，煅龙骨 10g，山萸肉 10g，炙甘草 6g。12 剂。每日 1 剂，每剂煎 2 次，共约 400mL，合于一起，每日 2 次，每次口服 200mL。

2015 年 8 月 4 日四诊：患者自诉不适症状明显改善，大便时有轻度疼痛感，无出血，无其他不适症状，饮食及睡眠均正常。今日复查血细胞分析五分类：白细胞计数 9.68×10^9/L，中性粒细胞绝对值 6.97×10^9/L，中性粒细胞百分比 72.0%，血小板计数 389×10^9/L，红细胞计数 3.82×10^{12}/L，血红蛋白计数 123.00g/L。患者指标明显较前恢复正常，舌质紫，苔薄白，脉滑数。原方酌加清热药。

处方：生黄芪 30g，红参 10g（先煎），熟地黄 10g，鹿角胶 10g（烊化），阿胶 10g（烊化），三七粉 4g（冲），生地黄 18g，黄芩 10g，女贞子 10g，黄精 10g，煅龙骨 10g，虎杖 6g，炙甘草 6g。6 剂。每日 1 剂，每剂煎 2 次，共约 400mL，合于一起，每日 2 次，每次口服 200mL。

2015 年 8 月 11 日五诊：患者自诉精神明显较前好转，乏力症状消失，大便较前明显改善，无不适症状，饮食及睡眠均正常。再次复查血细胞分析五分类：白细胞计数 9.11×10^9/L，中性粒细胞绝对值 6.60×10^9/L，中性粒细胞百分比 72.5%，血小板计数 287×10^9/L，红细胞计数 3.90×10^{12}/L，血红蛋白计数 123.00g/L。患者指标已接近正常，舌质紫，苔薄白，脉滑缓。原方减补血药，酌加滋阴药。

处方：生黄芪 30g，红参 10g（先煎），熟地黄 10g，三七粉 4g（冲），生地黄 18g，黄芩 10g，女贞子 10g，黄精 10g，煅龙骨 10g，鳖甲 30g，炙甘草 6g。6 剂。每日 1 剂，每剂煎 2 次，共约 400mL，合于一起，每日 2 次，每次口服 200mL。

一周后患者再次门诊复查，各项指标均恢复正常值，患者症状全部消失，无不适主诉。

按语： 中医将急性白血病归于"急劳""热劳""血分证"等范畴，白血病的发生多因禀赋不足，正气虚弱，热毒、痰凝、血瘀相互胶结，形成虚实夹杂之证。急性白血病的中医治疗，在发病期，可分为热毒炽盛、血热妄行；热毒内盛、瘀血阻滞；毒热未清、气阴两虚等类型，治疗以清热解毒为主，配合凉血止血、活血化瘀、益气养阴等法。缓解期多见热毒内蕴、湿热蕴结、气阴两虚、脾胃虚弱、脾肾两虚等类型，治疗以解毒、清利湿热、益气养阴、健脾和胃、补脾益肾等法。本案患者以高热入院，入院后给予化疗治疗，经过大剂量的西药化疗治疗，虽然病情得到一定控制，但是患者正气已虚，"正气存内，邪不可干"，此时患者正气不足，机体免疫力明显下降，可能合并其他脏器的感染等症。赵老根据患者此时情况，辨病辨证分析后患者属于气血两虚、热毒内蕴证；治法当以益气活血、清热凉血、扶正祛邪并重为原则；方中重用生黄芪大补元气，熟地黄、阿胶、鹿角胶、三七粉活血补血；生地黄、黄芩、鳖甲清热凉血滋阴；红参、女贞子、黄精扶正祛邪；用药 6 剂后症状明显改善，经过几周的加减用药，患者不仅症状好转，化验指标均恢复正常。

津分证期医案 14 例

肺癌 1 例

陈某，男，68 岁。2014 年 10 月 24 日初诊。主诉：咳嗽、气喘两月余。

患者两个月前因咳嗽、气喘就诊于太钢医院，行胸片示：右肺中心型肺癌及右肺上、中、下叶部分不张，右侧胸腔积液。B超示：肝囊肿、肾囊肿。患者不愿接受手术，化疗后好转。欲求中医协助诊治。现症：咳嗽、气喘，有少量黄痰，无痰中带血。上楼时症状加重，口干，纳差，夜尿频，大便可。自发病以来体重下降 20 斤。舌质紫，苔白厚，脉缓滑右弱。四诊合参，证属气阴不足、痰瘀阻络证。治以益气养阴、化痰通络为主。

处方：①生黄芪 30g，天冬 10g，麦冬 10g，麻黄 6g，杏仁 10g，鱼腥草 30g，藿香 10g，蝉蜕 10g，砂仁 6g，清半夏 10g，陈皮 10g，僵蚕 10g，炙甘草 6g。6 剂。每日 1 剂，每剂煎 2 次，共约 400mL，合于一起，每日 2 次，每次口服 200mL。②龙宫莲胶囊（赵尚华老师自制，山西中医学院附属医院制剂）。每次 3 粒，每日 3 次。

2014 年 10 月 31 日二诊：服上药后，患者胸水减少，CT 示：

有絮状物。仍咳嗽，气短，上楼加重，伴口干苦，右胁疼痛，乏力，纳差，眠差，夜尿频。舌淡红，苔白，脉弦。原方酌加化瘀药。

处方：生黄芪30g，天冬10g，麦冬10g，炙麻黄6g，杏仁10g，鱼腥草30g，藿香10g，蝉蜕10g，砂仁6g，清半夏10g，陈皮10g，僵蚕10g，莪术10g，炙甘草6g。6剂。每日1剂，每剂煎2次，共约400mL，合于一起，每日2次，每次口服200mL。

2014年11月14日三诊：服上药后，患者自觉症状略有减轻，仍有咳嗽，痰少，色黄无血，气喘，右胁疼痛，纳差，口干，舌淡红，苔黄，脉缓。B超示：胸水减少，肝胆（－），胆囊息肉。原方酌加益气止痛药。

处方：生黄芪36g，天冬10g，麦冬10g，炙麻黄6g，杏仁10g，鱼腥草30g，藿香10g，蝉蜕10g，砂仁6g，僵蚕10g，红参10g，炒白术10g，川楝子10g，炙甘草6g。6剂。每日1剂，每剂煎2次，共约400mL，合于一起，每日2次，每次口服200mL。

按语：中医认为，肺癌主要由于正气虚损，阴阳失调，邪毒乘虚入肺，肺失宣降，气机不利，血行不畅，津失输布，聚而为痰，痰凝气滞，瘀阻脉络，致痰气血瘀毒胶结，日久而成肺积。因此，肺癌形成离不开虚、郁、痰、瘀。本案患者为老年男性，年近古稀，因肺之气阴不足，痰瘀阻络而发病，肺失清肃，症见咳嗽、气喘，有少量黄痰；气阴不足而见口干、纳差、消瘦等症。气虚水停，积聚于胸腔而见胸腔积液。结合舌脉，辨为气阴不足、痰瘀阻络证。治以益气养阴、化痰通络。方中生黄芪、天冬、麦冬益气养阴；麻黄、杏仁、鱼腥草清肺化痰止咳；藿香、陈皮、砂仁健脾和胃；清半夏、蝉蜕、僵蚕散结通络；炙甘草调和诸药。二诊、三诊时患者标证渐减，故调整组方以扶正为主。但因此阶段患者病情较重，恐预后不良。

胃癌 2 例

案例 1：陈某，男，55 岁。2015 年 5 月 27 日初诊。主诉：纳差 9 月余。

患者因胃痛、纳差、消瘦于 2014 年 8 月就诊于山西省肿瘤医院，经检查确诊为：胃癌晚期。行胃全切术，术后化疗 8 次。2015 年 5 月 26 日肿瘤医院复查示：胃癌术后；腹腔及腹膜后淋巴转移；腹腔积液、胆囊切除术后；高血压病三级（极高危险组）。欲求中医协助诊治。现症：纳差，日进食 2～3 两。腹胀，大便不畅，日一次。消瘦，10 个月内体重减轻 50 斤，下肢无力，面色萎黄。查有大量腹腔积液，舌淡红，苔白，脉弦。四诊合参，证属气虚水停证。治以健脾和胃、益气利水为主。

处方：党参 10g，茯苓 10g，炒白术 10g，藿香 10g，砂仁 6g，柴胡 10g，守宫 6g，大腹皮 10g，干姜 10g，生薏苡仁 10g，土茯苓 30g，炒山药 10g，炙甘草 6g。6 剂。每日 1 剂，每剂煎 2 次，共约 400mL，合于一起，每日 2 次，每次口服 200mL。

2015 年 6 月 3 日二诊：上药后患者症状无明显变化。自觉餐后脘痞较重。前天排出 400mL 腹水。舌淡红，苔白，脉弦数。原方酌加益气利水药。

处方：红参 10g（先煎），茯苓 10g，炒白术 10g，藿香 10g，

砂仁 6g，柴胡 10g，守宫 6g，大腹皮 10g，干姜 10g，生薏苡仁
10g，土茯苓 30g，炒山药 10g，冬瓜仁 30g，肉苁蓉 10g，炙甘草
6g。6 剂。每日 1 剂，每剂煎 2 次，共约 400mL，合于一起，每
日 2 次，每次口服 200mL。

2015 年 6 月 10 日三诊：服上药后，患者面色有好转，二便
调。自觉小腹硬，攻撑作痛，纳差。每日排水 400～500mL。舌
淡红，苔白，脉弦细。治以益气利水、软坚散结。

处方：红参 10g（先煎），炒白术 15g，肉桂 10g，干姜 10g，
土茯苓 30g，白花蛇舌草 30g，生薏苡仁 30g，藿香 10g，砂仁 6g，
肉苁蓉 10g，夏枯草 15g，乌药 10g，车前子 15g（包），炙甘草
6g。6 剂。每日 1 剂，每剂煎 2 次，共约 400mL，合于一起，每
日 2 次，每次口服 200mL。

按语：中医认为，胃为阳土，主受纳，腐熟水谷，为多气多
血之腑。所以无论外感六淫或情志内伤、饮食失宜，均可致胃腑
受伤，初则气机壅滞，继则上逆为患。胃气阻滞，脾失健运，水
湿不化，聚而成痰，或日久及血，而成气滞血瘀。胃为六腑之
一，腑以通为用，无论气滞、痰阻、血瘀，均可致腑气不通，不
通则痛，而见胃脘胀痛。胃癌晚期，痰瘀交阻，伤津耗液，可大
伤人体气血，导致患者极度消瘦，甚至呈恶病质。可归于津分证
阶段。赵老认为，津液来源于饮食水谷之精微，随三焦气运行于
五脏六腑，出入于肌肤腠理之间。功能为温养肌肉、滋润皮肤。
如果癌毒久袭，津液耗伤，出现之证即称为津分证。针对本案患
者，结合舌脉，辨为气虚水停证。治以健脾和胃，益气利水。方
中党参、茯苓、炒白术、炒山药、干姜健脾益气；藿香、砂仁化

湿和中；柴胡、大腹皮理气除满；守宫、生薏苡仁、土茯苓化瘀解毒；炙甘草调和诸药。以扶正为主，兼清余邪。但因患者津液耗伤严重，用药效果不甚明显，需慢慢调补。

案例2：李某，女，62岁。2015年2月13日初诊。主诉：乏力4月余。

患者于4月前因腹胀呕吐就诊于北大一院，检查示：胃窦癌。患者不愿接受手术，行化疗后好转出院。化疗结束后出现乏力，怕冷，背痛，纳一般，眠可，二便可。血常规示：白细胞、红细胞、血红蛋白均降低。舌淡，苔白，脉沉细。四诊合参，证属气血不足证。治以益气养血为主。

处方：生黄芪30g，红参10g（先煎），熟地黄10g，山萸肉10g，龟甲胶10g（烊化），鹿角胶10g（烊化），石韦10g，砂仁6g，枳壳10g，守宫5g，炙甘草6g。6剂。每日1剂，每剂煎2次，共约400mL，合于一起，每日2次，每次口服200mL。

按语：本案患者为老年女性，气阴不足，痰瘀阻络而发病，化疗更伤气血。化疗结束后气血严重不足而见乏力、怕冷、背痛、纳差等症，血常规中白细胞、红细胞、血红蛋白亦全部降低。结合舌脉，辨为气血不足证。治以益气养血为主。方用大量的益气养血药，如黄芪、红参、熟地黄、山萸肉、龟甲胶、鹿角胶；配以石韦、砂仁、枳壳、守宫、炙甘草理气和胃，化瘀解毒。以期气血得复，诸症得除。

肝癌 1 例

白某，女，78 岁。2011 年 8 月 12 日初诊。主诉：腹胀 10 月余。

患者 1996 年行子宫平滑肌瘤切除术。1998 年诊为直肠癌行直肠造瘘术。2002 年发现肝转移，在北京 301 医院行介入治疗，症状好转。2004 年肝肿瘤再次长大，于山西医科大学第一医院行介入治疗后好转。2010 年 10 月份出现腹胀，逐渐加重。2011 年 6 月份在山西省武警医院用氩氦刀切除肝肿瘤后抽取腹腔积液 500mL，之后不久又渗入出现腹腔积液。2011 年 8 月 2 日武警医院 CT 示：肝脏多发占位氩氦刀后；腹腔积液；腹壁圆形占位；第 7 肋骨骨折，腹腔转移占位。

现症：腹胀，左侧背痛，神疲乏力，纳差，眠可，二便可，面黄，腹壁青筋暴露。舌淡紫，苔白，脉细。左腹腔积液，右侧腹腔有瘀血。四诊合参，证属气虚水停、痰瘀互阻证。治以益气利水、软坚散结。

处方：①生黄芪 30g，党参 10g，生薏苡仁 30g，砂仁 10g，土茯苓 30g，白英 30g，猪苓 10g，鳖甲 30g（先煎），赤芍 10g，莪术 10g，三棱 10g，藿香 10g，神曲 10g。6 剂。每日 1 剂，每剂煎 2 次，共约 400mL，合于一起，每日 2 次，每次口服 200mL。②龙宫莲胶囊（赵尚华老师自制，山西中医学院附属医院制剂）。每次 3 粒，每日 3 次。

2011 年 8 月 19 日二诊：上药 3 剂后出现恶心呕吐，一周未大便。用麻仁丸亦未解。自觉唾下冷，腰痛。舌质暗紫，苔白，脉细数。改以益气活血、和胃润肠为主。

处方：生黄芪 12g，党参 10g，炒白术 10g，枳壳 10g，清半夏 10g，白英 30g，大黄 10g，当归 10g，肉苁蓉 10g，川厚朴 10g，丹参 15g，炙甘草 6g。6 剂。每日 1 剂，每剂煎 2 次，共约400mL，合于一起，每日 2 次，每次口服 200mL。

按语：中医学一般将肝癌归于"鼓胀""积聚"等范畴。其基本病机为正衰邪盛，湿热未尽兼血瘀，经隧阻塞，血不养肝，日久损伤脾肾，最终致肝郁脾肾气虚；其中病机关键是血瘀。肝癌晚期，痰瘀阻络，导致新血不能化生，人体气血亏虚，可表现为气血阴阳俱亏之象，气虚水停于腹部，则出现腹腔积液，称为水臌。本案患者即是如此。证属气虚水停、痰瘀互阻。治以益气利水、软坚散结。方中生黄芪、党参、猪苓、生薏苡仁补气利水；土茯苓、白英、鳖甲、赤芍、莪术、三棱化瘀解毒，软坚散结；藿香、砂仁、神曲健脾和胃。以期胃气得复，症状得减。然患者病情重，胃气不能受纳，药后出现呕吐，一周未大便，故先以润肠通便为要。

卵巢癌 1 例

褚某，女，32 岁。2016 年 2 月 24 日初诊。主诉：脐周反复疼痛 2 年余。

患者 2 年前出现脐周部位反复疼痛，未予重视，在当地医院对症治疗，无明显好转。2015 年 11 月就诊于北京肿瘤医院，诊为：腹腔大网膜低级别浆液性乳头状癌，不除外卵巢癌转移可能。进一步行腹部 B 超示：盆腔内囊实性占位病变不除外，建议进一步检查，盆腔大量积液伴沉积物可能。增强 CT 示：双侧附件囊实性占位，较大为右侧（30mm×36mm），恶性肿瘤可能性大。病检：卵巢癌，B 期，T3N1M1b。未行手术，行化疗 2 次。2015 年 10 月闭经。欲求中医诊治。现症：脐周疼痛，严重时需服氢考酮止痛。乏力，纳差，失眠，全身烘热。两年来体重减轻30 公斤。舌淡红，苔白，脉沉细。四诊合参，证属脾肾亏虚、痰瘀阻络证。治以健脾补肾、化瘀止痛为主。

处方：熟地黄 18g，红参 10g（先煎），生黄芪 30g，山萸肉10g，肉桂 10g，白芍 15g，八月札 10g，女贞子 10g，阿胶 10g（烊化），肉苁蓉 12g，守宫 6g，乌药 10g，炒小茴香 10g，枸杞子10g。6 剂。每日 1 剂，每剂煎 2 次，共约 400mL，合于一起，每日 2 次，每次口服 200mL。

2016 年 3 月 12 日二诊：服上药后，患者自觉脐周疼痛有减轻，仍感乏力，纳差。舌淡红，苔白，脉沉细。原方酌加滋阴养血和胃药。

处方：熟地黄 18g，红参 10g（先煎），生黄芪 30g，山萸肉10g，肉桂 10g，白芍 15g，八月札 10g，女贞子 10g，阿胶 10g（烊化），肉苁蓉 12g，守宫 6g，乌药 10g，炒小茴香 10g，枸杞子10g，生地黄 18g，丹皮 18g，赤芍 10g，砂仁 6g。6 剂。每日 1剂，每剂煎 2 次，共约 400mL，合于一起，每日 2 次，每次口服 200mL。

按语： 中医认为，肾为先天之本，脾为后天之本。先后天之间的关系是"先天生后天，后天养先天"。脾主运化，脾的运化全赖于脾之阳气的作用，但脾阳须依赖于肾阳的温煦才能强盛。肾藏精，但肾精必须得到脾运化的水谷精微之气不断资生化育，才能充盛不衰，促进人体的生长发育与生殖。本案患者先后天俱有不足，因此，赵老针对先后天不足兼而治之，正如《医宗必读》曰："善为医者，必责根本，而本有先天后天之辨。先天之本在肾，肾应北方之水，水为天一之源。后天之本在脾，脾应中宫之土，土为万物之母。"方中用熟地黄、红参、生黄芪、山萸肉、肉桂、白芍、女贞子、阿胶、肉苁蓉、乌药、炒小茴香、枸杞子健脾温肾，填补气血阴阳之不足，守宫、八月札化瘀解毒。以扶正为主，兼清余毒。二诊时患者症状略减，然因患者虚损严重，收效甚慢，宜缓缓图之。

甲状腺癌 1 例

郝某，女，65岁。2014年11月5日初诊。主诉：发现腹水近1年。

患者于2014年1月在山西省肿瘤医院行甲状腺癌切除术。实验室检查：尿素、肌酐均升高，超声：甲状腺癌术后；心影大，心包积液；腹腔大量积液（6.9cm）。苔黄厚，脉沉细。现症：上腹胀满，行动困难，说话声低，消瘦乏力，饮食可，尿少，腹泻，每日3次。四诊合参，证属脾肾阳虚、水饮泛滥证。治以健脾温肾利水为主。

处方：红参10g（先煎），炒白术12g，泽泻10g，地龙6g，肉苁蓉10g，丹参30g，生黄芪15g，车前子10g，砂仁6g，制附片10g，白芍10g，炙甘草6g。6剂。每日1剂，每剂煎2次，共约400mL，合于一起，每日2次，每次口服200mL。

继以此法治疗3个月，患者腹胀减轻，查腹水2.5cm，饮食、二便尚可。

按语： 甲状腺癌可归属于中医 "石瘿" "肉瘿" 等范畴，临床上一般分为肝郁气滞、痰湿凝聚、气血两虚三型。本案患者为老年女性，因脾肾阳虚，水液运行不利而发病，症见上腹胀满、行动困难、声低、消瘦、乏力、尿少、腹泻等症。治疗主要针对 "水" ——心包积液、腹水，而脾肾阳虚是其主要原因，故治以健脾温肾利水。方中用红参、制附片、生黄芪、炒白术、砂仁、肉苁蓉健脾温肾；泽泻、车前子利水渗湿；地龙、丹参、白芍活血通络；炙甘草调和诸药。该患者经健脾温肾利水之法治疗 3 个月后，腹胀明显减轻，腹水减少，一般情况可，取得了满意的疗效。

食道癌 1 例

和某，女，56 岁。2013 年 9 月 4 日初诊。主诉：食道癌 5 个月。

患者 5 个月前因吞咽困难在长治和平医院确诊为食道癌，未行手术，行放疗 32 次。2013 年 8 月 27 日长治和平医院复查，行 CT 示：中段食道占位病变；双肺多发转移瘤。欲求中医诊治。现症：吞咽困难，仅能进流食，进食少，伴乏力，背困，声音嘶哑，便秘，10 日一行。舌淡红，苔白，脉细弱。四诊合参，证属气阴两虚、痰瘀阻络证。治以健脾益胃、养阴通络为主。

处方：①石斛 15g，太子参 10g，麦冬 15g，玉竹 10g，砂仁 6g，清半夏 10g，守宫 6g，白英 30g，莪术 10g，川厚朴 10g，枳壳 10g，酒大黄 6g。6 剂。每日 1 剂，每剂煎 2 次，共约 400mL，合于一起，每日 2 次，每次口服 200mL。②龙宫莲胶囊（赵尚华老师自制，山西中医学院附属医院制剂）。每次 3 粒，每日 3 次。

2013 年 9 月 20 日二诊：服上药后，患者能进面条，大便通，仍背困，声音嘶哑，夜间咳嗽重，无痰，咽痒，体重增加 6 斤。放疗后肺部已无结节影。舌淡红，苔白，脉细数。原方酌加清肺化痰药。

处方：石斛 15g，麦冬 15g，玉竹 10g，砂仁 6g，守宫 6g，白英 30g，莪术 10g，川厚朴 10g，枳壳 10g，酒大黄 6g，炙麻黄 6g，杏仁 10g，红参 10g，青果 10g，木蝴蝶 10g。6 剂。每日 1 剂，每剂煎 2 次，共约 400mL，合于一起，每日 2 次，每次口服 200mL。

2013 年 10 月 16 日三诊：近几日干咳较重，久咳出白痰。甚则恶心，音哑，食量少，口苦，便秘，2～3 日一行。舌淡红，苔白，脉细弦。改以养阴清肺化痰为主。

处方：炙麻黄 10g，杏仁 10g，鱼腥草 30g，金银花 30g，干姜 10g，细辛 3g，五味子 10g，麦冬 15g，石斛 15g，白英 30g，砂仁 6g，黄芪 30g，炙甘草 6g。6 剂。每日 1 剂，每剂煎 2 次，共约 400mL，合于一起，每日 2 次，每次口服 200mL。

2013 年 11 月 3 日四诊：服上药后，患者咳嗽减轻，不吐，不心慌。仍大便干结，已 3 日未行。原方酌加润肠通便药。

处方：炙麻黄 6g，杏仁 10g，鱼腥草 30g，金银花 30g，干姜 10g，细辛 3g，五味子 10g，麦冬 15g，石斛 15g，白英 30g，砂仁 6g，黄芪 30g，肉苁蓉 12g，酒大黄 10g，守宫 6g，炙甘草 6g。6 剂。每日 1 剂，每剂煎 2 次，共约 400mL，合于一起，每日 2 次，每次口服 200mL。

2013 年 11 月 13 日五诊：服上药后，患者咳嗽有减，大便通，进食尚可，还能进食硬食。治以养阴清肺化痰为主。

处方：炙麻黄10g，杏仁10g，鱼腥草30g，金银花30g，干姜10g，细辛3g，五味子10g，麦冬15g，石斛15g，白英30g，砂仁6g，黄芪30g，酒大黄10g，炙甘草6g。6剂。每日1剂，每剂煎2次，共约400mL，合于一起，每日2次，每次口服200mL。

按语：食管癌可归属于中医"噎膈"范畴。中医认为，噎膈是因饮食不节、情志失调、年老肾虚等原因致肝脾肾三脏功能失调，形成气滞、痰结、血瘀等病理因素，阻滞于食道，而致食道狭窄，或胃失通降，津枯血燥，食道干涩，表现为吞咽食物哽噎不顺，饮食难下，或纳而复出为主要症状的疾病。本案为食道癌高发区患者，未行手术治疗，一直以中药治疗，患者病情稳定而逐渐好转。该患者辨为津分证气阴两虚证，方用大量的固护气阴、滋养津液药，如石斛、太子参、麦冬、玉竹；砂仁、川厚朴、枳壳、清半夏理气和胃；守宫、白英、莪术、酒大黄化瘀解毒。配以益气养阴，清热解毒之龙宫莲胶囊，共奏健脾益胃、养阴通络之功。坚持治疗近3个月，患者饮食好转，精神可，体重增加，疗效甚好。

乳腺癌3例

案例1：梁某，女，71岁。2015年10月16日初诊。主诉：发现左侧乳腺癌3个月。

患者因发现左侧乳房肿块于2015年7月17日就诊于山西省肿瘤医院，行CT示：双乳多发结节（乳腺癌），伴胸骨前、双肺、纵隔、双侧腋下淋巴结多发转移；胸椎转移。医院告知已无法做手术，遂求中医诊治。现症：左侧乳房胀痛，已破溃，流淡黄水，左锁骨下硬块有压痛，伴腹胀，大便干，3~4天一行，气短，乏力，纳可。舌淡红，苔黄厚，脉沉细。四诊合参，证属气血不足、瘀毒阻络证。治以益气养血、化瘀解毒为主。

处方：红参10g（先煎），生黄芪30g，肉苁蓉10g，仙茅10g，威灵仙10g，当归10g，熟地黄10g，夏枯草18g，生薏苡仁30g，金银花30g，白花蛇舌草30g，蒲公英30g，炙甘草6g。6剂。每日1剂，每剂煎2次，共约400mL，合于一起，每日2次，每次口服200mL。

按语： 本案患者为老年女性，发现时已处乳腺癌晚期，因气血不足，瘀毒阻络而发病。症见乳房胀痛，左锁骨下硬块有压痛，腹胀，便秘，气短，乏力等。治疗以扶正为主，佐以祛邪。方中用红参、生黄芪、肉苁蓉、仙茅、威灵仙、当归、熟地黄补气养血；夏枯草、生薏苡仁、金银花、白花蛇舌草、蒲公英清瘀毒，散结通络；炙甘草调和诸药。共奏益气养血、化瘀解毒之功。

案例2： 吕某，女，45岁。2014年12月31日初诊。主诉：乳癌术后5年。

患者于2009年10月在山西省肿瘤医院行乳癌手术。2014年10月17日复查：肝、骨转移性肿物。现症：胸背痛、腰痛，不能平躺，腿软无力，麻木，纳可，眠可，二便可。舌淡红，苔白，脉沉细。四诊合参，证属肾气不足、瘀毒阻络证。治以补肾益气、化瘀通络为主。

处方：①仙茅10g，威灵仙10g，肉苁蓉10g，黄柏10g，蒲公英30g，知母10g，骨碎补10g，白英30g，蝉蜕10g，僵蚕10g，砂仁6g，神曲10g，莪术10g，炙甘草6g。6剂。每日1剂，每剂煎2次，共约400mL，合于一起，每日2次，每次口服200mL。②龙宫莲胶囊（赵尚华老师自制，山西中医学院附属医院制剂）。每次3粒，每日3次。

2015年1月28日二诊：服上药后，患者胸背痛、腰痛略有减轻，纳可，眠可，二便可，肠鸣较重。舌淡红，苔白，脉沉。原方酌加补肾利湿药。

处方：仙茅10g，威灵仙10g，肉苁蓉10g，黄柏10g，蒲公英30g，知母10g，骨碎补10g，白英30g，蝉蜕10g，僵蚕10g，巴戟天10g，芡实10g，茯苓10g，莪术10g，炙甘草6g。6剂。每日1剂，每剂煎2次，共约400mL，合于一起，每日2次，每次口服200mL。

按语：本案患者为中年女性，5年前因气血不足，瘀毒阻络而发病，病后行乳腺癌手术，现已全身广泛转移。症见：胸背痛、腰痛，不能平躺，腿软无力，麻木等症。辨为肾气不足、瘀毒阻络证。方中用仙茅、威灵仙、肉苁蓉、黄柏、知母、骨碎补补肾益气；蒲公英、白英、蝉蜕、僵蚕、莪术化瘀散结；砂仁、神曲健脾和胃；炙甘草调和诸药。共奏补肾益气，化瘀通络之功。随患者病情变化加减治疗3月余，患者症状有减，有时可自己下地走路，一般情况可，疗效满意。

案例3：马某，女，43岁。2014年9月10日初诊。主诉：左乳癌手术后3月余。

患者2014年4月29日在山西省人民医院行手术，术后化疗。病检：左乳浸润型导管癌2级。目前第5次化疗。现症：每次化疗后均恶心呕吐，伴腹胀，脱发，汗多，失眠，膝痛，蹲起困难，脚肿。舌淡红，苔白，脉细。查血常规：白细胞降低。四诊合参，证属肾气不足、痰瘀阻络证。治以补肾益气、化痰通络为主。

处方：仙茅 10g，威灵仙 10g，肉苁蓉 10g，蒲公英 18g，知母 10g，黄芩 10g，砂仁 6g，清半夏 10g，炒白术 12g，藿香 10g，神曲 10g，炙甘草 6g。6 剂。每日 1 剂，每剂煎 2 次，共约400mL，合于一起，每日 2 次，每次口服 200mL。

2014 年 9 月 18 日二诊：患者 5 次化疗已结束。自诉脱发严重，消化欠佳，恶心呕吐，失眠，面部出现褐斑，月经不调。舌淡红，苔白，脉沉细。原方酌加补肾活血药。

处方：仙茅 10g，威灵仙 10g，肉苁蓉 10g，蒲公英 18g，知母 10g，清半夏 10g，炒白术 12g，神曲 10g，制首乌 15g，川芎 10g，当归 10g，生龙骨 30g（先煎），炙甘草 6g。6 剂。每日 1 剂，每剂煎 2 次，共约 400mL，合于一起，每日 2 次，每次口服 200mL。

2014 年 10 月 10 日三诊：服上药后，患者诸症略有减轻，自觉腹部怕冷，稍食生冷则腹泻。舌淡红，苔白，脉沉细。原方酌加健脾温阳药。

处方：威灵仙 10g，肉苁蓉 10g，蒲公英 18g，知母 10g，黄芩 10g，砂仁 6g，清半夏 10g，炒白术 12g，神曲 10g，干姜 10g，白花蛇舌草 30g，巴戟天 10g，乌贼骨 10g，炙甘草 6g。6 剂。每日 1 剂，每剂煎 2 次，共约 400mL，合于一起，每日 2 次，每次口服 200mL。

按语：本案患者为中年女性，因气血不足，瘀毒阻络而发病。病后手术、化疗均大伤元气；肾气不足而见腹胀、脱发、汗多、失眠、膝痛、脚肿等症。辨为肾气不足，痰瘀阻络证。方中用仙茅、威灵仙、肉苁蓉、知母补肾益气；蒲公英、黄芩清瘀热；砂仁、清半夏、炒白术、藿香、神曲、炙甘草健脾和胃。共奏补肾益气，化痰通络之功。二诊、三诊时患者症状渐减，依其病情变化加减用药，然需处理好扶正与祛邪之间的关系，才得以标本同治。

结肠癌 1 例

刘某，女，61 岁。2015 年 10 月 30 日初诊。主诉：结肠癌术后 3 年。

患者 2012 年 12 月因结肠癌行手术，术后化疗。2013 年发现卵巢转移、淋巴转移，无法手术，欲求中医诊治。现症：全身无力，不能吃饭，食入即吐已 1 周。能排气，有少量大便，妇科有红黄色渗出物。舌淡红，苔白厚，脉沉细。查肝功能：总蛋白、白蛋白均降低。血常规：血红蛋白降低，癌胚抗原、CA199 均升高。四诊合参，证属气血不足、瘀毒阻络证。治以健脾益气、化瘀通络为主。

处方：柴胡 10g，人参 10g，黄芩 10g，清半夏 10g，干姜 6g，砂仁 6g，金钱草 18g，赤芍 10g，枳壳 10g，川厚朴 10g，藿香 10g，炙甘草 6g。6 剂。每日 1 剂，每剂煎 2 次，共约 400mL，合于一起，每日 2 次，每次口服 200mL。

2015 年 11 月 11 日二诊：服上药后，患者症状有所减轻。进食好转，能吃挂面汤，呕吐减少，口干、腹痛、便秘，妇科红色渗出物增多。舌淡红，苔白厚，脉沉细。原方酌加利湿解毒药。

处方：柴胡10g，人参10g，黄芩10g，清半夏10g，干姜6g，砂仁6g，金钱草18g，枳壳10g，川厚朴10g，藿香10g，生薏苡仁30g，土茯苓30g，炙甘草6g。3剂。每日1剂，每剂煎2次，共约400mL，合于一起，每日2次，每次口服200mL。

2015年11月13日三诊：上药仅吃1剂，服药后恶心、呕吐。行腹部CT示：结肠癌术后改变，盆腔转移，不全肠梗阻。舌淡红，苔白厚，脉沉。改以理气开胃为主。

处方：柴胡10g，人参10g，清半夏12g，川厚朴12g，枳壳10g，虎杖10g，白蔻仁6g，藿香10g，砂仁6g，生姜5片。3剂。每日1剂，每剂煎2次，共约400mL，合于一起，每日2次，每次口服200mL。

按语： 本案患者为老年女性，患病近三年，病因病机多责之脾胃虚弱、清阳不升、余邪未尽、湿邪停留、气血郁滞而致。现病情加重，因瘀毒阻络，严重耗伤气血，且新血不能化生所致，症见乏力、纳差、食入即吐。实验室检查：蛋白降低、血红蛋白降低亦说明气血之不足。辨为气血不足、瘀毒阻络证。治以健脾益气、化瘀通络为主。方中小柴胡汤（柴胡、人参、黄芩、清半夏、干姜）和胃降逆，扶正祛邪；枳壳、川厚朴、藿香、砂仁理气和胃；金钱草、赤芍凉血解毒；炙甘草调和诸药。二诊时患者症状略减，然三诊时因胃气不能受纳而不能进药，改以理气开胃为主治其标。

胆囊癌1例

庞某，男，78岁。2015年7月24日初诊。主诉：腹胀1

月余。

患者一月前出现腹胀，7月9日就诊于山西省肿瘤医院，行CT示：胆囊癌侵及肝右叶，肝门区及胰体后淋巴结转移，肾上腺肿大（转移）。欲求中医诊治。现症：腹胀，不能进食，消瘦，脚跟痛，行动困难，精神不佳，二便可，自发病以来体重减轻十余斤。舌淡红，苔白，脉细。四诊合参，证属气机不利、痰瘀阻络证。治以补气行气、化痰通络为主。

处方：金钱草30g，茵陈10g，清半夏10g，川厚朴10g，党参10g，神曲10g，鳖甲30g（先煎），川楝子10g，乌药10g，藿香10g，砂仁6g，炙甘草6g。6剂。每日1剂，每剂煎2次，共约400mL，合于一起，每日2次，每次口服200mL。

按语： 本案患者为老年男性，年近耄耋，因正衰邪盛，湿热未尽兼血瘀，经络阻塞，日久损伤脾肾，最终致肝郁脾肾气虚而发病。痰瘀阻络，气机不能正常升降出入而见腹胀，纳差，消瘦，脚跟痛，行动困难，精神不佳等症。结合舌脉，辨为气机不利、痰瘀阻络证。方用金钱草、茵陈、清半夏、川厚朴理气清热；党参、神曲、藿香、砂仁健脾和胃；鳖甲、川楝子、乌药软坚散结，通络止痛；炙甘草调和诸药。共奏补气行气、化痰通络之功。

肾癌1例

王某，男，51岁。2015年9月25日初诊。主诉：肾肿瘤术后1年半。

患者于2014年4月8日在山西省肿瘤医院行肾肿瘤切除术，

术后化疗，病情好转后出院。现欲求中医诊治，症见：眼肿、手肿、腿脚肿，背困，纳可，眠可，二便可。舌淡红，苔白，脉沉。8月27日化验肝功：转氨酶升高，红细胞降低。有高血压病史。四诊合参，证属肾气不足、痰瘀阻络证。治以补益肾气、化痰通络为主。

处方：生黄芪30g，茯苓10g，车前子10g，生薏苡仁30g，肉苁蓉10g，杜仲10g，芡实10g，土茯苓10g，防风10g，威灵仙10g，丹皮10g，炙甘草6g。6剂。每日1剂，每剂煎2次，共约400mL，合于一起，每日2次，每次口服200mL。

按语：本案患者为中年男性，肾癌术后，气血已亏，气虚血瘀，加之水液运化失常，而致水瘀互结之证，气血亏虚为本，水湿浊毒瘀血为标。症见眼肿、手肿、腿脚肿，背困。辨为肾气不足，痰瘀阻络证。治以补益肾气，化痰通络。方中黄芪、肉苁蓉、杜仲、威灵仙补益肾气；茯苓、车前子、薏苡仁、芡实利水；土茯苓、丹皮、防风化瘀解毒；炙甘草调和诸药。以期肾气得补，痰瘀得消，诸症消除。

贲门癌1例

杨某，男，77岁。2014年3月14日初诊。主诉：吞咽困难20天。

患者因贲门癌于2014年2月19日在山西省肿瘤医院做贲门支架。现只能进食流食，伴口干、嗳气，眼干涩，便秘，二日一行。舌淡红，苔白，脉沉缓。四诊合参，证属阴血亏虚、痰瘀阻络证。治以滋阴养血、软坚散结为主。

处方：清半夏 10g，麦冬 10g，石斛 12g，玉竹 10g，砂仁 6g，沙参 10g，丁香 6g，木香 10g，大黄 10g，白英 30g，党参 10g，炒白术 10g，炙甘草 6g。6 剂。每日 1 剂，每剂煎 2 次，共约 400mL，合于一起，每日 2 次，每次口服 200mL。

按语：本案患者为老年男性，以吞咽困难为主症，可归属于中医"噎膈"范畴。中医认为，噎膈是因饮食不节、情志失调、年老肾虚等原因致肝脾肾三脏功能失调，形成气滞、痰结、血瘀等病理因素，阻滞于食道，而致食道狭窄，或胃失通降，津枯血燥，食道干涩，表现为吞咽食物哽噎不顺，饮食难下，或纳而复出为主要症状的疾病。患者年近耄耋，阴血亏虚，而见口干、嗳气、眼干涩、便秘等症。方用大量的固护气阴、滋养津液药，如党参、炒白术、沙参、石斛、麦冬、玉竹；砂仁、丁香、木香、清半夏理气和胃；白英、大黄化瘀解毒；炙甘草调和诸药。共奏滋阴养血、软坚散结之功。

复元证期医案 57 例

乳腺癌 26 例

案例 1：安某，女，49 岁。2015 年 1 月 21 日初诊。主诉：左侧乳腺癌切除术后 1 年余。

患者 1 年前因左侧乳房结块就诊于山西省肿瘤医院，确诊为乳腺癌并行手术切除，术后放化疗 8 次。现症：无明显不适症状，精神好，纳可，眼干，多梦，二便可。术后停经已 1 年余。舌淡红，苔白，脉沉。四诊合参，证属冲任不调证。治以调理冲任为主。

处方：①仙茅 10g，威灵仙 10g，肉苁蓉 10g，蒲公英 30g，知母 10g，当归 10g，白芍 10g，菊花 10g，夏枯草 18g，生薏苡仁 30g，生龙骨 30g（先煎），生牡蛎 30g（先煎），炙甘草 6g。12 剂。每日 1 剂，每剂煎 2 次，共约 400mL，合于一起，每日 2 次，每次口服 200mL。②龙宫莲胶囊（赵尚华老师自制，山西中医学院附属医院制剂）。每次 3 粒，每日 3 次。

按语：乳腺癌主要因情志抑郁致肝胆气机郁滞，肝脾功能紊乱，气滞而痰凝、湿聚、血瘀，经络闭塞。如陈实功在《外科正宗》中曰："忧郁伤肝，思虑伤脾，积虑在心，所愿不得者，致经络痞涩，聚结成核。"指出情志内伤、忧思郁怒是本病发生的关键因素。吴谦《外科心法》也指出："乳腺癌由肝脾两伤，气郁凝结而成。"本案患者为中年女性，因气滞痰凝而发病，病后行手术及化疗，损伤冲任二脉之功能。冲脉为"十二经脉之海"，掌管女子月经及孕育功能。任脉调理阴经气血，为"阴脉之海"，任主胞胎（子宫和卵巢）；冲任同起于胞宫，相互交通。冲任二脉的功能出现障碍，针对女性就可能导致妇科疾病的发生，出现月经失调、乳房结节、腰困腿软等症。本案术后一般情况尚可，但已出现停经、眼干、多梦等症，治疗应以调理冲任为主，方用二仙汤加减。方中仙茅、威灵仙、肉苁蓉温肾阳，补肾精；知母泻肾火、滋肾阴；当归、白芍养血；生薏苡仁、蒲公英、菊花、夏枯草清热解毒、化瘀散结；生龙牡安神；炙甘草调和诸药。共奏温肾阳、补肾精、泻肾火、调冲任之效。

案例2：白某，女，48岁。2015年9月11日初诊。主诉：右乳腺癌术后1年余。

患者1年前因发现右侧乳房结块就诊于山西省肿瘤医院，确诊为乳腺癌并行手术切除、化疗，术后病检：右乳浸润性导管癌2~3级。术后几次复查均未见异常。现症：无明显不适症状。面色发黑，精神可，饮食可，眠可，便秘，已停经半年。舌淡红，苔白，脉细沉。妇科B超示：妇科盆腔积液，子宫内膜增厚（他马西凤副作用）。四诊合参，证属气虚水停证。治以补气利水为主。

处方：生黄芪30g，党参10g，炒白术10g，生薏苡仁30g，天冬10g，麦冬10g，猪苓10g，泽泻15g，炒黄柏10g，白花蛇舌草30g，炙甘草6g。6剂。每日1剂，每剂煎2次，共约400mL，合于一起，每日2次，每次口服200mL。

2015年9月18日二诊：服上药后，患者大便好转，月经9月15日来潮，量多。舌淡红，苔白，脉沉细。仍以补气养阴利水为主。

处方：生黄芪30g，党参10g，炒白术10g，生薏苡仁30g，天冬10g，麦冬10g，猪苓10g，泽泻15g，炒黄柏10g，白花蛇舌草30g，炙甘草6g。12剂。每日1剂，每剂煎2次，共约400mL，合于一起，每日2次，每次口服200mL。

2015年10月9日三诊：服上药后，患者无明显不适感。舌淡红，苔白，脉沉细。原方酌加养阴散结药。

处方：生黄芪30g，党参10g，炒白术10g，生薏苡仁30g，天冬10g，麦冬10g，泽泻15g，炒黄柏10g，白花蛇舌草30g，半边莲30g，山萸肉10g，炙甘草6g。12剂。每日1剂，每剂煎2次，共约400mL，合于一起，每日2次，每次口服200mL。

按语：本案患者为中年女性，因气血不足，痰凝血瘀而发病，病后行手术及化疗，更伤人体之气血。气虚不能推动水行，致水液停聚于腹部而见盆腔积液；阴血不足，而见面色发黑、便秘等症。治疗应以益气养阴、利水散结为主，方中生黄芪、党参、炒白术、天冬、麦冬益气养阴；生薏苡仁、猪苓、泽泻渗湿利水；炒黄柏、白花蛇舌草化瘀清热散结；炙甘草调和诸药。二诊时患者症状好转，已停半年之月经复来，三诊时患者已无明显不适，调整组方以益气养阴散结为主，防止复发。

案例3：陈某，女，48岁。2014年1月10日初诊。主诉：右乳癌切除术后两周。

患者1个月前无意中发现右侧乳房肿物，于2014年12月24日就诊于山西大医院，行钼靶示：右乳内下前带可见一大小约

1.7cm×1.3cm 等腺体密度肿块影，边缘模糊，B‐R：4b。肿物穿刺活检示：右乳浸润性癌（Ⅰa 期）。行手术切除及化疗。术后恢复良好，现已拆线，欲求中医诊治。现症：无明显不适症状。易疲劳，纳可，眠可，二便调。舌淡红，苔白，脉细。四诊合参，证属气血不足证。治以补养气血为主。

处方：生黄芪 30g，天冬 10g，麦冬 10g，炒白术 10g，当归 10g，生薏苡仁 30g，白英 30g，熟地黄 10g，阿胶 10g（烊化），砂仁 6g，神曲 10g，炙甘草 6g。6 剂。每日 1 剂，每剂煎 2 次，共约 400mL，合于一起，每日 2 次，每次口服 200mL。

2014 年 3 月 28 日二诊：患者正在化疗第 4 次。近几日出现多梦易醒，易出汗，怕冷，二便调。舌淡红，苔白，脉沉细。原方酌加调和营卫、安神药。

处方：生黄芪 30g，天冬 10g，麦冬 10g，炒白术 10g，当归 10g，生薏苡仁 30g，白英 30g，熟地黄 10g，阿胶 10g（烊化），砂仁 6g，神曲 10g，桂枝 6g，白芍 10g，生龙骨 30g（先煎），生牡蛎 30g（先煎），炙甘草 6g。6 剂。每日 1 剂，每剂煎 2 次，共约 400mL，合于一起，每日 2 次，每次口服 200mL。

按语： 本案患者为中年女性，术后两周，无明显不适，然手术及化疗已大伤其气血，故见易疲劳之症。辨为气血不足证。治疗应以补养气血为主，方中用以大量的益气养血药，如生黄芪、炒白术、天冬、麦冬、当归、熟地黄、阿胶；砂仁、神曲健脾和胃，以使胃气强盛；生薏苡仁利水消癥；炙甘草调和诸药。二诊时患者正值化疗期间，有怕冷、易出汗、眠不安之症，属营卫不和之象，酌加调和营卫及安神药以对其症。

案例 4： 程某，女，46 岁。2015 年 4 月 22 日初诊。主诉：

右侧乳腺癌术后近2年。

患者2013年8月因发现右侧乳腺癌在山西省人民医院行右乳切除术。病检示：右乳浸润性导管癌，左乳导管扩张。术后化疗，恢复良好。2015年4月7日B超示：左乳多发结节，左侧腋窝多发淋巴结显示。今日钼靶：左乳增生，左侧腋下可见淋巴结显示。欲求中医诊治。现症：左乳偶有疼痛，乏力，口干，纳可，眠可，二便可，月经正常。舌淡红，苔白，脉细。四诊合参，证属气阴不足证。治以补养气阴为主。

处方：生黄芪30g，天冬10g，麦冬10g，生薏苡仁30g，威灵仙10g，党参10g，炒白术10g，白英30g，肉苁蓉10g，炙甘草6g。6剂。每日1剂，每剂煎2次，共约400mL，合于一起，每日2次，每次口服200mL。

2015年4月29日二诊：上药后自觉腹部不适，未腹泻。恶心，乳痛减轻。纳可，二便调。舌淡红，苔白，脉缓。原方酌加健脾温阳药。

处方：生黄芪30g，天冬10g，麦冬10g，生薏苡仁30g，威灵仙10g，党参10g，炒白术10g，白英30g，肉苁蓉10g，干姜10g，炙甘草6g。6剂。每日1剂，每剂煎2次，共约400mL，合于一起，每日2次，每次口服200mL。

2015年5月20日三诊：服上药后，自觉左侧腋下淋巴结痒，乳房不痛。舌淡红，苔白，脉细。原方酌加散结药。

处方：生黄芪30g，天冬10g，麦冬10g，生薏苡仁30g，威灵仙10g，党参10g，炒白术10g，白英30g，肉苁蓉10g，干姜10g，夏枯草30g，炙甘草6g。6剂。每日1剂，每剂煎2次，共约400mL，合于一起，每日2次，每次口服200mL。

按语：本案患者为中年女性，年近半百，气阴不足，复因痰凝血瘀而发病，病后行手术及化疗，更伤人体之气阴。患者一般情况尚好，气阴不足而见乏力、口干等症；冲任不调而见左乳腺增生。治疗应以益气养阴为主，方中生黄芪、党参、炒白术、天冬、麦冬益气养阴；威灵仙、肉苁蓉补肾精，调冲任；白英、生薏苡仁化痰散结；炙甘草调和诸药。二诊、三诊时患者症状渐减，治以益气养阴、化瘀散结之法，扶助正气而防止癌症复发。

案例5：韩某，女，55岁。2015年4月1日初诊。主诉：右乳癌术后近一年。

患者2014年5月27日在山西省人民医院行右侧乳腺癌切除手术，病检示：右乳下方浸润性导管癌，术后化疗，病情好转出院，欲求中医诊治。现症：手术伤口处偶有疼痛，潮热，不出汗，怕冷，易上火，口中有异味，已停经2年。舌淡红，苔白，脉沉细。四诊合参，证属冲任不调、痰瘀阻络证。治以调理冲任、化痰行瘀为主。

处方：①生黄芪30g，仙茅10g，威灵仙10g，肉苁蓉10g，白花蛇舌草30g，蒲公英30g，桂枝6g，藿香10g，白术10g，炙甘草6g。6剂。每日1剂，每剂煎2次，共约400mL，合于一起，每日2次，每次口服200mL。②龙宫莲胶囊（赵尚华老师自制，山西中医学院附属医院制剂）。每次3粒，每日3次。

继以该法加减治疗近半年后复查，各项指标基本正常。患者精神可，纳可，眠可，二便可。偶有烦热、腰困。继续治疗。

按语：本案患者为中年女性，因气滞痰凝而发病，病后行手术及化疗，损伤冲任二脉之功能。冲任二脉的功能出现障碍，而出现潮热，怕冷，闭经等症。痰瘀郁久化火而见易上火，口中有异味等症。本案术后一般情况尚可，治疗应以调理冲任为主，方用二仙汤加减。方中生黄芪、仙茅、威灵仙、肉苁蓉、桂枝温肾阳，补肾精；藿香、白术健脾和胃；蒲公英、白花蛇舌草清热解毒、化瘀散结；生龙牡安神；炙甘草调和诸药。随症加减治疗半年，患者一般情况好，实验室指标基本正常，疗效满意。

案例6：郝某，女，46岁。2015年4月29日初诊。主诉：乏力1年余。

患者于2013年11月在山西省肿瘤医院行左乳癌切除术，术后化疗，恢复良好。2014年3月出现乏力，腿软等症，未予特殊治疗。2015年1月19日复查，行B超示：颈部及腋下淋巴结肿大，考虑炎性；脂肪肝。骨扫描：腰5椎体骨代谢轻度活跃，考虑骨退行性变。胸片：未见明显异常。血：细胞免疫功能低下。有颈椎病、腰椎病史十余年。今日钼靶：右乳增生改变，B-R2级。现症：乏力，腿软，失眠，口干，纳可，二便可。已闭经1年余。舌淡红，苔白，脉弦细。四诊合参，证属气血不足，心神失养证。治以补气养血安神为主。

处方：生黄芪30g，党参10g，当归10g，天冬12g，麦冬12g，炒白术10g，桂枝10g，茯神10g，远志3g，龙眼肉10g，生龙骨30g（先煎），生牡蛎30g（先煎），炒枣仁12g，白英30g。6剂。每日1剂，每剂煎2次，共约400mL，合于一起，每日2次，每次口服200mL。

继以该法加减治疗3月余，患者乏力、失眠、腿软等症明显改善。仍坚持治疗。

按语：本案患者为中年女性，气阴不足，复因痰凝血瘀而发病，病后行手术及化疗，更伤人体之气阴。气阴不足而见乏力、口干、腿软、失眠等症。结合舌脉，辨为气血不足，心神失养证。治疗应以益气养血为主，方用归脾汤补气养血安神；配以白英化痰散结。随症加减治疗3月余，患者气血不足之症状明显好转，疗效满意，继续治疗。

案例7：解某，女，53岁。2015年12月11日初诊。主诉：右乳癌术后1年余。

患者于2014年7月15日因右乳癌在山西大医院行手术切除，术后化疗，恢复良好。欲求中医诊治。现症：入睡困难，睡眠质量差，纳可，二便调，精神可，已绝经5年。舌淡红，苔白，脉细。四诊合参，证属气血不足证。治以补养气血安神为主。

处方：生黄芪30g，天冬10g，麦冬10g，生薏苡仁30g，当归10g，白芍10g，炒白术10g，茯神10g，远志6g，龙眼肉10g，炒枣仁15g，生龙骨30g（先煎），生牡蛎30g（先煎），炙甘草6g。6剂。每日1剂，每剂煎2次，共约400mL，合于一起，每日2次，每次口服200mL。

按语：本案患者为中年女性，年过半百，因气血不足，痰凝血瘀而发病，病后行手术及化疗，更伤人体之气血。气血不足，不能荣养心神而见入睡困难。结合舌脉，辨为气血不足、心神失养证。治疗应以补气养血安神为主，方用归脾汤加减。归脾汤为我国古代名方，主治心脾气血两虚之证。方中以人参、黄芪、白术、炙甘草补气健脾；当归、龙眼肉补血养心，酸枣仁、茯苓、远志宁心安神；更以木香理气醒脾，以防补益气血药腻滞碍胃。组合成方，心脾兼顾，气血双补。对气血两虚型失眠正对其症。

案例8：靳某，女，63岁。2014年3月7日初诊。主诉：右乳癌术后两个月。

患者于 2013 年 12 月因右乳癌在山西省人民医院行手术，术后化疗，恢复良好。欲求中医诊治。现症：伤口处无明显不适。左乳有胀感，近日起口疮，纳可，眠差，二便可。舌红，苔白，脉滑。四诊合参，证属冲任不调、痰瘀阻络证。治以调理冲任、化痰散结为主。

处方：仙茅 10g，威灵仙 10g，肉苁蓉 10g，蒲公英 30g，知母 10g，黄芩 10g，鹿角霜 10g，香附 10g，夏枯草 15g，炙甘草 6g。6 剂。每日 1 剂，每剂煎 2 次，共约 400mL，合于一起，每日 2 次，每次口服 200mL。

2014 年 3 月 14 日二诊：服上药后，患者睡眠好转，余无明显变化，有轻微咳嗽。舌红，苔白，脉滑。原方酌加清化痰热药。

处方：仙茅 10g，威灵仙 10g，肉苁蓉 10g，蒲公英 30g，知母 10g，黄芩 10g，鹿角霜 10g，香附 10g，夏枯草 15g，黄连 10g，清半夏 10g，炙甘草 6g。6 剂。每日 1 剂，每剂煎 2 次，共约 400mL，合于一起，每日 2 次，每次口服 200mL。

2014 年 3 月 21 日三诊：服上药后，患者睡眠好转，左乳胀感减轻，口疮仍有，纳可，二便调。舌红，苔白，脉细滑。原方酌加清热养阴药。

处方：仙茅 10g，威灵仙 10g，肉苁蓉 10g，蒲公英 30g，知母 10g，黄芩 10g，鹿角霜 10g，香附 10g，夏枯草 15g，黄连 10g，麦冬 10g，炙甘草 6g。6 剂。每日 1 剂，每剂煎 2 次，共约 400mL，合于一起，每日 2 次，每次口服 200mL。

按语：本案患者为老年女性，因气滞痰凝而发病，病后行手术及化疗，损伤冲任二脉之功能。冲任二脉的功能出现障碍，而出现乳房胀、失眠等症。痰瘀化火而起口疮。本案术后一般情况尚可，治疗应以调理冲任为主，方用二仙汤加减。方中仙茅、威灵仙、肉苁蓉、鹿角霜温肾阳，补肾精；香附、夏枯草理气散结；蒲公英、知母、黄芩清热解毒；炙甘草调和诸药。之后随症加减治疗调整组方，然总的治疗原则不变，扶助正气，防止癌症复发。

案例9：靳某，女，51 岁。2015 年 7 月 24 日初诊。主诉：右乳癌术后 2 月余。

患者因右乳癌于 2015 年 5 月在山西省肿瘤医院行手术，术后化疗 7 次，恢复良好，近 1 个月出现右臂肿胀，欲求中医诊治。现症：右臂疼痛、肿胀，伤口处有疼痛感，腿软，口苦，纳可，眠差，二便可。舌淡红，苔黄，脉沉。血常规：白细胞 3.0×10^9/L。四诊合参，证属瘀毒阻络证。治以活血化瘀、清热解毒为主。

处方：金银花 30g，连翘 10g，车前子 30g（包），丹参 30g，鸡血藤 30g，片姜黄 10g，熟地黄 10g，羌活 10g，延胡索 10g，土茯苓 30g，赤芍 10g，茯苓 10g，炙甘草 6g。6 剂。每日 1 剂，每剂煎 2 次，共约 400mL，合于一起，每日 2 次，每次口服 200mL。

2015 年 8 月 5 日二诊：服上药后，患者右臂肿胀、疼痛均有减轻，仍觉口苦、眠差，纳可，二便调。舌淡红，苔黄，脉沉细。原方酌加散结通络药。

处方：金银花 30g，连翘 10g，车前子 30g（包），丹参 30g，鸡血藤 30g，片姜黄 10g，熟地黄 10g，羌活 10g，延胡索 10g，土茯苓 30g，赤芍 10g，茯苓 10g，皂角刺 10g，地龙 10g，炙甘草 6g。6 剂。每日 1 剂，每剂煎 2 次，共约 400mL，合于一起，每日 2 次，每次口服 200mL。

按语：本案患者为中年女性，年过半百，因气血不足，痰凝血瘀而发病，病后行手术及化疗，更伤人体之气血。气虚水液运行不利而致痰浊停于肢体，而见右上肢肿胀；气虚血瘀而见肿胀之肢体疼痛；痰瘀化热而见口苦；痰瘀阻络，气血不通而见腿软，热盛扰神而眠差。结合舌脉，辨为瘀毒阻络证。治以活血化瘀，清热解毒为主。方中金银花、连翘、土茯苓清热解毒；赤芍、熟地黄、丹参、鸡血藤、片姜黄养血活血，化瘀通络；羌活、延胡索止痛；车前子、茯苓健脾化痰；炙甘草调和诸药。二诊时患者症状有减，然肢体肿胀、疼痛还较重，酌加散结通络药以增强其力。

案例10：李某，女，43岁。2014年7月24日初诊。主诉：右乳癌术后半年。

患者于2013年11月行右乳癌手术和甲状腺癌手术，术后化疗4次，术后恢复良好。昨日复查肿瘤标志物阴性。CT示：甲状腺左叶中1/3实性结节良性；左乳腺增生；右侧锁骨下区淋巴结显示；子宫肌瘤。欲求中医诊治。现症：胃脘不适，有灼热感，烘热出汗，烦躁，眠差，纳可，二便可。已停经半年。舌淡红，苔白，脉细。四诊合参，证属冲任不调证。治以调理冲任为主。

处方：仙茅10g，威灵仙10g，肉苁蓉10g，蒲公英30g，知母10g，当归10g，白芍10g，生薏苡仁30g，浙贝10g，鹿角霜10g，合欢花10g，砂仁6g，神曲10g，炙甘草6g。12剂。每日1剂，每剂煎2次，共约400mL，合于一起，每日2次，每次口服200mL。

2014年8月27日二诊：服上药后，患者胃脘不适有减，恶心，睡眠好转。舌淡红，苔白，脉细。原方酌加化瘀散结药。

处方：①仙茅 10g，威灵仙 10g，肉苁蓉 10g，蒲公英 30g，知母 10g，当归 10g，白芍 10g，生薏苡仁 30g，浙贝 10g，鹿角霜 10g，合欢花 10g，白花蛇舌草 30g，炙甘草 6g。12 剂。每日 1 剂，每剂煎 2 次，共约 400mL，合于一起，每日 2 次，每次口服 200mL。②龙宫莲胶囊（赵尚华老师自制，山西中医学院附属医院制剂）。每次 3 粒，每日 3 次。

继以此法加减治疗半年，患者诸症均有减轻，一般情况可，仍坚持服药。

按语：本案患者为中年女性，因气滞痰凝而发乳腺癌及甲状腺癌，病后行手术及化疗，损伤冲任二脉之功能。冲任二脉的功能出现障碍，而出现烘热出汗、烦躁、眠差、闭经、胃脘灼热不适等症。治疗应以调理冲任为主，方用二仙汤加减。方中仙茅、威灵仙、肉苁蓉、鹿角霜温肾阳，补肾精；当归、白芍养血；蒲公英、知母、黄芩清热解毒；生薏苡仁、浙贝化痰散结；砂仁、神曲健脾和胃；合欢花解郁安神；炙甘草调和诸药。二诊时患者诸症有减，配以益气养阴、清热散结之龙宫莲胶囊继续治疗，服药半年，一般情况好。

案例 11：李某，女，51 岁。2015 年 10 月 9 日初诊。主诉：左乳腺癌术后半年余。

患者因左乳腺癌于 2015 年 3 月 18 日在山西省武警医院行手术，术后化疗。欲求中医诊治。现症：口干、饮水不能缓解，口臭，咽部有痰，纳差，眠差，二便可。舌淡红，苔白，脉沉细。四诊合参，证属气阴不足、痰瘀阻络证。治以补气养阴、化痰行瘀为主。

处方：生黄芪 30g，天冬 10g，麦冬 10g，生薏苡仁 30g，五味子 10g，白英 30g，炒枣仁 12g，清半夏 10g，砂仁 6g，神曲 10g，肉苁蓉 10g，威灵仙 10g，蒲公英 30g，炙甘草 6g。6 剂。每日 1 剂，每剂煎 2 次，共约 400mL，合于一起，每日 2 次，每次口服 200mL。

2015 年 10 月 16 日二诊：服上药后，患者睡眠好转，仍口干、咽部有痰，纳不佳，二便调。舌淡红，苔白，脉沉细。原方酌加养阴药。

处方：生黄芪 30g，天冬 10g，麦冬 15g，石斛 15g，五味子 10g，白英 30g，炒枣仁 12g，清半夏 10g，砂仁 6g，神曲 10g，肉苁蓉 10g，威灵仙 10g，蒲公英 30g，炙甘草 6g。6 剂。每日 1 剂，每剂煎 2 次，共约 400mL，合于一起，每日 2 次，每次口服 200mL。

2015 年 11 月 3 日三诊：服上药后，患者饮食有增，口干，眠可，二便可。舌淡红，苔白，脉沉细。原方酌加养阴化湿药。

处方：生黄芪 30g，天冬 10g，麦冬 15g，石斛 15g，五味子 10g，白英 30g，炒枣仁 12g，清半夏 10g，砂仁 6g，生薏苡仁 15g，神曲 10g，肉苁蓉 10g，威灵仙 10g，蒲公英 30g，炙甘草 6g。6 剂。每日 1 剂，每剂煎 2 次，共约 400mL，合于一起，每日 2 次，每次口服 200mL。

按语：本案患者为中年女性，年近半百，气阴不足，复因痰凝血瘀而发病，病后行手术及化疗，更伤人体之气阴。气阴不足而见口干、饮水不能缓解；阴虚有热而致口臭；气虚水停于咽部而见咽部有痰；气虚不能正常运化水谷精微而见纳差；气虚不能荣养心神而见眠差。治疗应以益气养阴为主，方中生黄芪、天冬、麦冬、五味子益气养阴；炒枣仁安神；清半夏、砂仁、神曲化痰和胃；白英、生薏苡仁化瘀散结；威灵仙、肉苁蓉补肾精；炙甘草调和诸药。二诊、三诊时患者症状渐减，治以益气养阴、化瘀散结之法，扶助正气而防止癌症复发。

案例 12：连某，女，59 岁。2015 年 3 月 31 日初诊。主诉：左乳癌术后半年。

患者因左乳腺癌于 2014 年 9 月在长治市和平医院行手术，术后化疗，恢复良好，复查未见异常。欲求中医诊治。现症：手足心热，纳差，余无不适，精神尚可，大便不畅。舌淡红，苔白，脉沉缓。四诊合参，证属气阴不足证。治以健脾益气、养阴和胃为主。

处方：生黄芪 30g，党参 10g，当归 10g，丹皮 10g，白芍 10g，生薏苡仁 30g，白英 30g，地骨皮 10g，肉苁蓉 10g，神曲 10g，鸡内金 6g，麦冬 12g，麦芽 6g，炙甘草 6g。12 剂。每日 1 剂，每剂煎 2 次，共约 400mL，合于一起，每日 2 次，每次口服 200mL。

2015 年 4 月 14 日二诊：服上药后，患者饮食有增，仍觉手足心热，鼻中热，咽部不适，大便不畅。舌淡红，苔白，脉沉细。原方酌加清火药。

处方：生黄芪 30g，党参 10g，当归 10g，丹皮 10g，白芍 10g，生薏苡仁 30g，白英 30g，地骨皮 10g，肉苁蓉 10g，神曲 10g，鸡内金 6g，麦冬 12g，夏枯草 30g，炙甘草 6g。12 剂。每日 1 剂，每剂煎 2 次，共约 400mL，合于一起，每日 2 次，每次口服 200mL。

2015 年 4 月 28 日三诊：服上药后，患者纳食增加，手足心热等症减轻，大便畅通，每日 1 次。舌淡红，苔白，脉濡细。原方酌加滋阴清火药。

处方：生黄芪 30g，党参 10g，当归 10g，丹皮 10g，白芍 10g，生薏苡仁 30g，白英 30g，地骨皮 10g，肉苁蓉 10g，黄芩 10g，鸡内金 6g，天冬 12g，麦冬 12g，夏枯草 30g，炙甘草 6g。12 剂。每日 1 剂，每剂煎 2 次，共约 400mL，合于一起，每日 2 次，每次口服 200mL。

按语：本案患者为中年女性，年近半百，气阴不足，复因痰凝血瘀而发病，病后行手术及化疗，更伤人体之气阴。气阴不足而见手足心热，纳差，大便不畅等症。治疗应以健脾益气，养阴和胃为主，方中生黄芪、党参、当归、肉苁蓉、麦冬、白芍健脾益气，滋阴养血；丹皮、地骨皮清虚热；生薏苡仁、白英化瘀散结；神曲、鸡内金、麦芽健脾和胃；炙甘草调和诸药。二诊、三诊时患者纳食增加，手足心热减轻，大便畅通，继续治以益气养阴、化瘀散结之法。

案例 13：倪某，女，61 岁。2014 年 4 月 18 日初诊。主诉：右乳癌 3 年余。

患者 3 年前在山西医科大学第一医院行右乳腺癌切除术，术后病检：右乳导管内肿瘤，术后化疗，恢复良好。术后两年复查均正常，今年发现左腋下淋巴结肿大。B 超示：左乳切除术后改变；左侧腋窝淋巴结肿大。血液中肿瘤标志物（－）。欲求中医诊治。现症：咽中有痰，余无明显不适，精神可，纳可，眠可，二便调。舌淡红，苔白，脉细。四诊合参，证属冲任不调证。治以调理冲任、化痰散结为主。

处方：肉苁蓉 10g，威灵仙 10g，白英 30g，生薏苡仁 30g，僵蚕 10g，蝉蜕 10g，柴胡 10g，黄芩 10g，当归 10g，白芍 10g，炒白术 10g，茯苓 10g，夏枯草 30g，炙甘草 6g。6 剂。每日 1 剂，每剂煎 2 次，共约 400mL，合于一起，每日 2 次，每次口服 200mL。

继以此法加减治疗 3 月余，患者一般情况良好，无不适。

按语：本案患者为老年女性，因冲任失调，气滞痰凝而发病，病后行手术及化疗，更伤冲任二脉之功能。患者一般情况尚可，唯见气虚痰阻之咽中有痰、淋巴结肿大。治疗应以调理冲任、化痰散结为主，方用二仙汤加减。方中威灵仙、肉苁蓉温肾阳，补肾精；白英、生薏苡仁、僵蚕、蝉蜕、夏枯草化痰散结；当归、白芍、白术、茯苓益气养血；黄芩清热；炙甘草调和诸药。继续治疗三月余，患者一般情况好，疗效满意。

案例 14：石某，女，58 岁。2014 年 10 月 8 日初诊。主诉：左乳腺癌术后 1 年余。

患者一年前因左乳腺癌在山西省肿瘤医院行手术，术后化疗，恢复尚可。2014 年 7 月 25 日复查：子宫肌瘤；颈部淋巴结肿大。心电图：前下壁供血不足。术后出现左臂肿胀，欲求中医诊治。现症：左臂肿胀，左下腹不适，口咽干燥，眠差，纳少，大便不成形，精神欠佳。舌淡红，苔白，脉细。四诊合参，证属肾阴阳两虚、痰瘀阻络证。治以滋阴温阳、化痰消肿为主。

处方：①枸杞子 10g，当归 10g，炒小茴香 10g，清半夏 10g，茯苓 10g，乌药 10g，干姜 10g，炒白术 10g，肉苁蓉 10g，威灵仙 10g，鸡血藤 30g，麦冬 10g，炒枣仁 12g，炙甘草 6g。6 剂。每日 1 剂，每剂煎 2 次，共约 400mL，合于一起，每日 2 次，每次口服 200mL。②龙宫莲胶囊（赵尚华老师自制，山西中医学院附属医院制剂）。每次 3 粒，每日 3 次。

按语：本案患者为中年女性，年过半百，因肾气不足，痰凝血瘀而发病，病后行手术及化疗，更伤人体之气。气虚则精神欠佳；气虚水液运行不利而致痰浊停于肢体，而见左上肢肿胀；肾阴亏虚而见口咽干燥；心神失养而眠差；气虚运化失职而纳少；气虚及阳，温煦失权而致大便不成形。结合舌脉，辨为肾阴阳两虚，痰瘀阻络证。治以滋阴温阳，化痰消肿为主。方中枸杞子、当归、炒小茴香、乌药、干姜、肉苁蓉、威灵仙温补肾阳；麦冬养阴；半夏、茯苓、白术健脾化痰；枣仁安神；炙甘草调和诸药。配以益气养阴、清热解毒散结之龙宫莲胶囊。以期肾之阴阳得补，痰瘀得散。

案例 15：苏某，女，50岁。2014 年 10 月 24 日初诊。主诉：左乳腺癌术后两年半。

患者两年半前因左乳腺癌行手术，术后恢复良好，术后复查均未见异常。症见：口、眼、舌干，烘热出汗，牙龈肿痛。余无不适，纳可，眠可，二便调，精神可。舌淡红，苔白，脉沉。四诊合参，证属冲任不调证。治以调理冲任、益气养阴为主。

处方：仙茅10g，威灵仙10g，肉苁蓉12g，蒲公英30g，知母10g，生地黄15g，熟地黄15g，天冬15g，麦冬15g，山萸肉10g，五味子10g，当归10g，炙甘草6g。6 剂。每日 1 剂，每剂煎 2 次，共约400mL，合于一起，每日 2 次，每次口服200mL。

按语：本案患者为中年女性，因冲任失调，气滞痰凝而发病，病后行手术及化疗，更伤气阴及冲任二脉之功能。症见见口、眼、舌干，烘热出汗，牙龈肿痛等症。结合舌脉，辨为冲任不调证。方用二仙汤加减。方中仙茅、威灵仙、肉苁蓉温肾阳，补肾精；生地黄、熟地黄、天冬、麦冬、山萸肉、五味子益气养阴；蒲公英、知母清虚热；炙甘草调和诸药。共奏调理冲任、益气养阴之功。

案例 16：王某，女，52 岁。2015 年 4 月 24 日初诊。主诉：右乳腺癌术后 5 年。

患者 5 年前因右乳腺癌在山西医科大学第一医院行手术，术后化疗，恢复尚可。术后出现右上肢肿胀，有窦道形成。4 月 20 日查：右 3、4 肋骨代谢较活跃。血常规、生化系列均正常。欲求中医诊治。现症：右上肢肿胀，腋下窦道未痊愈。纳可，眠可，二便调，精神可。舌淡红，苔白，脉沉。四诊合参，证属气虚瘀阻证。治以益气活血、化瘀散结为主。

处方：生黄芪 30g，党参 10g，土茯苓 30g，丹参 30g，鸡血藤 30g，地龙 10g，当归 10g，骨碎补 10g，肉苁蓉 10g，威灵仙 10g，白英 30g，生薏苡仁 30g，金银花 30g，炙甘草 6g。6 剂。每日 1 剂，每剂煎 2 次，共约 400mL，合于一起，每日 2 次，每次口服 200mL。

按语：本案患者为中年女性，年过半百，因气血不足，痰凝血瘀而发病，病后行手术及化疗，更伤人体之气血。气血不足，水液运行不利而致痰浊停于肢体，而见右上肢肿胀。结合舌脉，辨为气虚瘀阻证。治以益气活血、化瘀散结为主。方中生黄芪、党参、当归、丹参、鸡血藤益气活血；土茯苓、地龙、生薏苡仁、金银花清热化瘀，通络散结；骨碎补、威灵仙、肉苁蓉补肾精；炙甘草调和诸药。以期气血得补，痰瘀得散。

案例 17：王某，女，53 岁。2014 年 6 月 6 日初诊。主诉：左乳腺癌术后 10 月。

患者于 2014 年 8 月因左乳腺癌在山西省肿瘤医院行手术，病检示：左乳癌（导管内，2 级），术后化疗，恢复良好。2014 年 5 月 12 日查：免疫功能低下。血常规未见明显异常。尿常规：蛋白（＋），潜血（＋）。欲求中医诊治。现症：失眠，心慌，口干，时鼻衄，纳可，大便干，精神尚可。舌质暗，苔少，脉沉细。患者有肾炎史十年。四诊合参，证属气阴不足、痰瘀阻络证。治以益气养阴、化瘀散结为主。

处方：①生黄芪 30g，天冬 12g，麦冬 12g，山萸肉 12g，丹参 30g，莪术 10g，生薏苡仁 30g，三棱 6g，丹皮 10g，白英 30g。6 剂。每日 1 剂，每剂煎 2 次，共约 400mL，合于一起，每日 2 次，每次口服 200mL。②龙宫莲胶囊（赵尚华老师自制，山西中医学院附属医院制剂）。每次 3 粒，每日 3 次。

2014 年 6 月 11 日二诊：服上药后，患者睡眠改善，大便好转，自觉肾区灼热，尿灼热，鼻中热，口干，眼干涩，纳可。舌质暗，苔白，脉沉细。原方酌加滋阴去火药。

处方：生黄芪 18g，天冬 12g，麦冬 12g，山萸肉 12g，丹参 30g，莪术 10g，生薏苡仁 30g，三棱 6g，丹皮 10g，白英 30g，生地黄 18g，车前子 10g（包），五味子 10g，炒栀子 10g。6 剂。每日 1 剂，每剂煎 2 次，共约 400mL，合于一起，每日 2 次，每次口服 200mL。

2014 年 6 月 20 日三诊：服上药后，患者灼热感有减，自觉胃脘怕冷，偶有反酸，大便近日不成形，每日 1～2 次。舌质暗，苔白，脉沉。原方酌加温胃制酸药。

处方：生黄芪 30g，天冬 12g，麦冬 12g，山萸肉 12g，丹参 30g，莪术 10g，生薏苡仁 30g，三棱 6g，丹皮 10g，白英 30g，干姜 10g，川芎 10g，枸杞子 10g，乌贼骨 10g。6 剂。每日 1 剂，每剂煎2次，共约400mL，合于一起，每日2次，每次口服200mL。

按语：本案患者为中年女性，年过半百，因气阴不足，痰凝血瘀而发病，病后行手术及化疗，更伤人体之气阴。气阴不足，不能荣养心神而见失眠，心慌；阴虚有热而见口干、鼻衄、大便干等症。结合舌脉，辨为气阴不足、痰瘀阻络证。治以益气活血、化瘀散结为主。方中生黄芪、天冬、麦冬、山萸肉益气养阴；丹参、莪术、生薏苡仁、三棱活血化瘀，散结通络；丹皮、白英清瘀热。二诊时患者热象较明显，酌加清火药；三诊时有胃部怕冷反酸之症，酌加温胃制酸药以对其症。

案例18：蔚某，女，41岁。2013年7月24日初诊。主诉：左乳腺癌术后两年。

患者两年前因左乳腺癌在山西省肿瘤医院行手术，术后化疗，恢复良好。术后多次复查均正常。欲求中医调理。现无明显症状，纳可，眠可，二便调，精神可。舌淡红，苔白，脉沉细。四诊合参，证属冲任不调证。治以调理冲任、温阳散结为主。

处方：①仙茅10g，威灵仙10g，肉苁蓉10g，枸杞子10g，当归10g，白芍10g，白英30g，莪术10g，生薏苡仁30g，浙贝10g，炙甘草6g。12剂。每日1剂，每剂煎2次，共约400mL，合于一起，每日2次，每次口服200mL。②龙宫莲胶囊（赵尚华老师自制，山西中医学院附属医院制剂）。每次3粒，每日3次。

2013年9月6日二诊：服上药后，患者无不适。偶有右乳胀感。舌淡红，苔白，脉沉细。原方酌加活血药。

处方：仙茅10g，威灵仙10g，肉苁蓉10g，枸杞子10g，当归10g，白芍10g，白英30g，莪术10g，生薏苡仁30g，浙贝10g，丹参30g，莪术10g，炙甘草6g。12剂。每日1剂，每剂煎2次，共约400mL，合于一起，每日2次，每次口服200mL。

继以此法加减治疗近3年，患者一般情况良好，无不适。

按语： 本案患者为中年女性，因冲任失调，气滞痰凝而发病，病后行手术及化疗，更伤气阴及冲任二脉之功能。现患者无明显不适感，方用二仙汤加减。方中仙茅、威灵仙、肉苁蓉、枸杞子、当归、白芍温阳活血；白英、莪术、生薏苡仁、浙贝化瘀散结；炙甘草调和诸药。共奏调理冲任、温阳散结之功。随症加减治疗已近3年，患者病情稳定，无不适。

案例19： 温某，女，48岁。2015年10月27日初诊。主诉：左乳腺癌术后半年。

患者于2015年4月1日因左乳腺癌在山西省人民医院行手术，术后化疗8次，恢复尚可，欲求中医诊治。查血常规：血小板降低（450×10^9/L）。现症：左臂肿胀，口苦，眠差，夜尿多，烘热出汗，头面部憋胀、瘙痒、起丘疹。纳可，二便可。已停经5个月。舌淡红，苔白厚，脉沉。四诊合参，证属冲任不调、痰瘀阻络证。治以调理冲任、温阳散结为主。

处方：威灵仙10g，肉苁蓉15g，巴戟天10g，蒲公英30g，知母10g，生黄芪30g，车前子12g（包），土茯苓30g，地龙10g，片姜黄10g，炙甘草6g。6剂。每日1剂，每剂煎2次，共约400mL，合于一起，每日2次，每次口服200mL。

2015年11月3日二诊：服上药后，患者诸症略有减轻，自觉面部胀、眼胀。舌淡红，苔白厚，脉沉。原方酌加活血药。

处方：威灵仙10g，肉苁蓉15g，巴戟天10g，蒲公英30g，知母10g，生黄芪30g，车前子12g（包），土茯苓30g，地龙10g，片姜黄10g，清半夏10g，丹参30g，炙甘草6g。6剂。每日1剂，每剂煎 2 次，共约 400mL，合于一起，每日 2 次，每次口服 200mL。

2015 年 11 月 10 日三诊：服上药后，患者睡眠好转，面部憋胀有减，烘热出汗有减，腰困。舌淡红，苔白，脉沉。原方酌加活血药。

处方：威灵仙 10g，肉苁蓉 15g，巴戟天 10g，蒲公英 30g，知母 10g，生黄芪 30g，车前子 12g（包），土茯苓 30g，地龙 10g，片姜黄 10g，杜仲 10g，川续断 10g，升麻 6g，炙甘草 6g。6 剂。每日 1 剂，每剂煎 2 次，共约 400mL，合于一起，每日 2 次，每次口服 200mL。

按语：本案患者为中年女性，因冲任失调，气滞痰凝而发病，病后行手术及化疗，更伤气阴及冲任二脉之功能。冲任失调而见烘热出汗；气虚心神失养而眠差；气虚水停于肢体而见左臂肿胀；痰瘀化热而口苦；肾气虚固摄失职而夜尿多。结合舌脉，辨为冲任不调、痰瘀阻络证，方用二仙汤加减。方中威灵仙、肉苁蓉、生黄芪、巴戟天补气温阳；白英、莪术、浙贝、地龙、片姜黄活血化瘀通络；蒲公英、知母清热；车前子、生薏苡仁、土茯苓化痰利湿；炙甘草调和诸药。共奏调理冲任、温阳散结之功。二诊、三诊时患者症状渐减，继续治疗。

案例 20：吴某，女，46 岁。2013 年 5 月 8 日初诊。主诉：右乳腺癌术后 3 年。

患者因右乳腺癌于 2010 年 5 月在山西省肿瘤医院行手术，术后化疗，恢复良好。今日 B 超：左侧乳腺轻度增生；左侧乳腺皮下脂肪瘤可能。欲求中医诊治。现症：术后右臂水肿至今，纳可，眠可，二便调，精神好可。舌淡红，苔白，脉沉。四诊合参，证属气虚瘀阻证。治以益气化瘀为主。

处方：党参10g，黄芪30g，泽泻30g，土茯苓15g，鸡血藤30g，片姜黄10g，炮甲珠6g，水蛭6g，炙甘草6g。6剂。每日1剂，每剂煎2次，共约400mL，合于一起，每日2次，每次口服200mL。

按语：本案患者为中年女性，年近半百，因气血不足，痰凝血瘀而发病，病后行手术及化疗，更伤人体之气血。气血不足，水液运行不利而致痰浊停于肢体，而见右上肢肿胀。结合舌脉，辨为气虚瘀阻证。治以益气活血、化痰散结为主。方中生黄芪、党参、鸡血藤益气活血；土茯苓、泽泻化痰散结；片姜黄、炮甲珠、水蛭逐瘀通络；炙甘草调和诸药。以期气血得补，痰瘀得散。

案例21：辛某，女，51岁。2015年1月21日初诊。主诉：右乳腺癌术后1年余。

患者因右乳腺癌于2013年5月22日在北京协和医院行手术，术后化疗6次，恢复良好。1个月前发现右侧甲状腺肿大，欲求中医诊治。现症：乳房无不适。右侧甲状腺Ⅱ度肿大，有触痛，咳嗽时亦痛，纳可，眠可，二便可，术后停经。舌淡红，苔白，脉细。四诊合参，证属冲任不调证。治以调理冲任、化痰散结为主。

处方：仙茅10g，威灵仙10g，肉苁蓉10g，蒲公英30g，知母10g，蝉蜕10g，白英30g，僵蚕10g，片姜黄10g，酒大黄6g，板蓝根30g，炙甘草6g。6剂。每日1剂，每剂煎2次，共约400mL，合于一起，每日2次，每次口服200mL。

2015年2月4日二诊：服上药后，甲状腺已不痛，仍肿大，余无明显不适。舌淡红，苔白，脉细。原方酌加软坚散结药。

处方：仙茅 10g，威灵仙 10g，肉苁蓉 10g，蒲公英 30g，知母 10g，蝉蜕 10g，白英 30g，僵蚕 10g，片姜黄 10g，酒大黄 6g，板蓝根 30g，乌贼骨 10g，炙甘草 6g。12 剂。每日 1 剂，每剂煎 2 次，共约 400mL，合于一起，每日 2 次，每次口服 200mL。

2015 年 3 月 27 日三诊。患者 3 月 12 日在北京协和医院复查示：肝肾功能正常，血常规正常，肿瘤标志物阴性。腹部 B 超正常。骨扫描（-）。甲状腺结节良性。有两枚子宫肌瘤。患者甲状腺有所缩小，不痛，自觉口干舌燥，眼干涩，纳可，眠可，二便调。体重两个月增加 8 斤。舌淡红，苔白，脉沉细。原方酌加活血化瘀药。

处方：仙茅 10g，威灵仙 10g，肉苁蓉 10g，蒲公英 30g，知母 10g，蝉蜕 10g，白英 30g，僵蚕 10g，片姜黄 10g，酒大黄 6g，板蓝根 30g，三棱 10g，莪术 10g，炙甘草 6g。6 剂。每日 1 剂，每剂煎 2 次，共约 400mL，合于一起，每日 2 次，每次口服 200mL。

继以此法加减治疗半年，患者甲状腺不大，无痛感，一般情况好，仍坚持服药。

按语： 本案患者为中年女性，因气滞痰凝而发病，病后行手术及化疗，损伤冲任二脉之功能。冲脉为"十二经脉之海"，掌管女子月经及孕育功能。任脉调理阴经气血，为"阴脉之海"，任主胞胎（子宫和卵巢）；冲任同起于胞宫，相互交通。冲任二脉的功能出现障碍，针对女性就可能导致妇科疾病的发生，出现月经失调、乳房结节、腰困腿软等症。本案术后一般情况尚可，术后闭经。因痰瘀阻络而致右侧甲状腺肿大，有触痛。结合舌脉，辨为冲任不调证，治疗应以调理冲任、化痰散结为主，方用二仙汤加减。方中仙茅、威灵仙、肉苁蓉温肾阳、补肾精；知母泻肾火、滋肾阴；蒲公英、板蓝根、酒大黄清热解毒；蝉蜕、白英、僵蚕、片姜黄化瘀散结；炙甘草调和诸药。共奏温肾阳、补肾精、泻肾火、调冲任之效。二诊、三诊时患者症状渐减，随症加减治疗半年，患者一般情况好，疗效满意。

案例22：续某，女，52岁。2014年10月20日初诊。主诉：右乳腺癌术后1年。

患者于2013年8月19日在山西省人民医院诊为：右乳导管原位癌，并行手术，术后化疗，恢复良好。2014年10月9日山西省肿瘤医院钼靶：左乳腺增生，BR3级。欲求中医诊治。现症：乳房无明显不适。纳差，眠差，脱发，大便日1~2次。月经已乱1年余。舌淡红，苔白，脉沉。四诊合参，证属冲任不调证。治以调理冲任、化痰散结为主。

处方：①仙茅10g，威灵仙10g，肉苁蓉10g，蒲公英30g，知母10g，鹿角霜10g，浙贝10g，三棱10g，莪术10g，当归10g，白芍10g，藿香10g，砂仁6g，炙甘草6g。6剂。每日1剂，每剂煎2次，共约400mL，合于一起，每日2次，每次口服200mL。②龙宫莲胶囊（赵尚华老师自制，山西中医学院附属医院制剂）。每次3粒，每日3次。

2014年10月29日二诊：服上药后，患者自觉纳、眠均有好转，近日尿频、尿急、尿痛。舌淡红，苔白，脉沉。原方酌加利尿通淋药。

处方：仙茅10g，威灵仙10g，肉苁蓉10g，蒲公英30g，知母10g，鹿角霜10g，浙贝10g，三棱10g，莪术10g，石韦10g，车前子 10g（包），藿香 10g，砂仁 6g，炙甘草 6g。6 剂。每日 1 剂，每剂煎 2 次，共约 400mL，合于一起，每日 2 次，每次口服 200mL。

继以此法加减治疗三个月，患者纳可，眠可，二便调，一般情况好，仍坚持服药。

按语：本案患者为中年女性，因气滞痰凝而发病，病后行手术及化疗，损伤冲任二脉之功能。肾精亏虚，亦脾气不足而见纳差；心神失养而眠差；肾虚而脱发。冲任失调而致月经紊乱、乳腺增生。结合舌脉，辨为冲任不调证，治疗应以调理冲任，化痰散结为主，方用二仙汤加减。方中仙茅、威灵仙、肉苁蓉、鹿角霜温肾阳，补肾精；知母泻肾火、滋肾阴；当归、白芍养血；浙贝、三棱、莪术化瘀散结；藿香、砂仁健脾和胃；炙甘草调和诸药。如此，则肾精得补，脾胃得健，痰瘀得散，诸症消除。二诊时患者症状好转，临时出现尿频、尿急、尿痛，酌加利尿通淋药以对其症。

案例 23：杨某，女，44 岁。2015 年 7 月 3 日初诊。主诉：左乳癌术后半年。

患者半年前因左乳腺癌在山西省人民医院行手术，术后放、化疗，恢复良好。欲求中医调理。现症：乳房无明显不适。近日咽痛，双膝痛，纳可，眠可。舌淡红，苔白，脉细。四诊合参，证属气阴不足证。治以益气养阴、化痰散结为主。

处方：①生黄芪 30g，天冬 10g，麦冬 10g，党参 10g，生薏苡仁 30g，白英 30g，白花蛇舌草 30g，威灵仙 10g，肉苁蓉 10g，仙茅 10g，桔梗 10g，炙甘草 6g。6 剂。每日 1 剂，每剂煎 2 次，共约 400mL，合于一起，每日 2 次，每次口服 200mL。②龙宫莲胶囊（赵尚华老师自制，山西中医学院附属医院制剂）。每次3粒，每日3次。

按语：本案患者为中年女性，年近半百，气阴不足，复因痰凝血瘀而发病，病后行手术及化疗，更伤气阴。患者目前一般情况尚可，咽痛属阴虚有热之象；膝痛因肾精亏虚所致。结合舌脉，辨为气阴不足证。方中用生黄芪、天冬、麦冬、党参益气养阴；生薏苡仁、白英、白花蛇舌草化瘀散结；威灵仙、肉苁蓉、仙茅填补肾精；桔梗理气；炙甘草调和诸药。配以益气养阴、化瘀解毒之龙宫莲胶囊，共奏益气养阴、化痰散结之功。

案例24：张某，女，53岁。2014年4月23日初诊。主诉：左乳腺癌术后9年。

患者9年前因左乳腺癌在山西省肿瘤医院行手术，术后化疗，恢复良好。2010年发现肺部转移，在山西省肿瘤医院化疗6次。现化疗结束1月余。欲求中医诊治。现症：干咳，无痰不吐血，纳差，乏力，眠可，二便可。舌淡红，苔白，脉沉细。四诊合参，证属气阴两虚证。治以益气养阴、化痰散结为主。

处方：①生黄芪30g，前胡10g，干姜10g，细辛3g，党参10g，五味子10g，天冬10g，麦冬10g，白英30g，藿香10g，清半夏10g，砂仁6g，神曲10g，炙甘草6g。6剂。每日1剂，每剂煎2次，共约400mL，合于一起，每日2次，每次口服200mL。②龙宫莲胶囊（赵尚华老师自制，山西中医学院附属医院制剂）。每次3粒，每日3次。

2014年5月7日二诊：服上药后，患者自觉诸症略有减轻。仍有眼困，纳差，腰困，乏力，大便2~3日一行。舌质紫，苔白，脉细。原方酌加化瘀散结药。

处方：生黄芪 30g，前胡 10g，干姜 10g，党参 10g，五味子 10g，天冬 10g，麦冬 10g，白英 30g，藿香 10g，清半夏 10g，砂仁 6g，神曲 10g，蝉蜕 10g，僵蚕 10g，当归 10g，守宫 6g，炙甘草 6g。6 剂。每日 1 剂，每剂煎 2 次，共约 400mL，合于一起，每日 2 次，每次口服 200mL。

2014 年 5 月 16 日三诊：近日胃脘怕冷明显，稍食食则呕，左膝有冷痛感。舌质紫，苔白，脉细弱。原方酌加温阳散结药。

处方：生黄芪 30g，前胡 10g，干姜 10g，细辛 3g，党参 10g，五味子 10g，天冬 10g，麦冬 10g，白英 30g，藿香 10g，清半夏 10g，砂仁 6g，神曲 10g，乌贼骨 15g，蝉蜕 10g，桂枝 10g，僵蚕 10g，炙甘草 6g。6 剂。每日 1 剂，每剂煎 2 次，共约 400mL，合于一起，每日 2 次，每次口服 200mL。

2014 年 5 月 28 日四诊：服上药后，胃脘不适好转，纳食增加，仍有乏力，心慌，失眠，头晕，眼困。舌质紫，苔白，有齿痕，脉细。原方酌加活血药。

处方：生黄芪 30g，干姜 10g，党参 10g，五味子 10g，天冬 10g，麦冬 10g，白英 30g，砂仁 6g，神曲 10g，枸杞子 10g，肉苁蓉 10g，川芎 10g，鸡血藤 10g，炙甘草 6g。6 剂。每日 1 剂，每剂煎 2 次，共约 400mL，合于一起，每日 2 次，每次口服 200mL。

2014 年 6 月 4 日五诊：近几日又有胃脘不适，反酸，怕冷。舌质暗，苔白，脉细。今日查：血常规正常。血压 90/70mmHg。治以健脾和胃为主。

处方：清半夏 10g，干姜 10g，黄连 10g，黄芩 10g，党参 12g，炒白术 12g，黄芪 30g，乌贼骨 15g，桂枝 10g，藿香 10g，砂仁 6g，神曲 10g，炙甘草 6g。6 剂。每日 1 剂，每剂煎 2 次，共约 400mL，合于一起，每日 2 次，每次口服 200mL。

2014 年 6 月 11 日六诊：服上药后，胃脘不适好转，近日因家中琐事导致失眠，有时整夜不眠，心慌。有预激综合征病史。舌淡红，苔白，脉细。治以养心安神为主。

处方：生黄芪 30g，党参 10g，当归 10g，白芍 10g，茯神 10g，远志 6g，生薏苡仁 30g，龙眼肉 10g，枸杞子 10g，肉桂 6g，威灵仙 10g，肉苁蓉 10g，白英 30g，炙甘草 6g。6 剂。每日 1 剂，每剂煎 2 次，共约 400mL，合于一起，每日 2 次，每次口服 200mL。

2014 年 6 月 20 日七诊：服上药后，患者心慌，睡眠好转，自觉全身沉困，气短，四肢沉冷，怕风。舌质暗，苔白，脉细。酌加补气药。

处方：生黄芪 30g，红参 6g（先煎），当归 10g，白芍 10g，茯神 10g，生薏苡仁 30g，龙眼肉 10g，枸杞子 10g，肉桂 6g，威灵仙 10g，肉苁蓉 10g，白英 30g，仙茅 10g，生龙骨 30g，生牡蛎 30g，炙甘草 6g。6 剂。每日 1 剂，每剂煎 2 次，共约 400mL，合于一起，每日 2 次，每次口服 200mL。

按语：本案患者为中年女性，年近半百，气阴不足，复因痰凝血瘀而发病，病后行手术及化疗，更伤气阴。4 年前肺转移，经化疗后好转。患者目前一般情况尚可，症见：干咳，无痰不吐血，纳差，乏力。结合舌脉，辨为气阴不足证。方中用生黄芪、党参、天冬、麦冬、干姜、细辛、五味子益气养阴；前胡止咳；白英散结；藿香、清半夏、砂仁、神曲健脾和胃；炙甘草调和诸药。配以益气养阴、化痰解毒之龙宫莲胶囊，共奏益气养阴，化痰散结之功。随患者病情变化调整组方，以扶正祛邪为原则。

案例25：张某，女，53岁。2015年4月29日初诊。主诉：右乳癌术后1年余。

患者因右乳腺癌于2014年1月在山西省肿瘤医院行手术，术后化疗，恢复良好。2015年3月复查未见异常，欲求中医调理。现症：左乳偶有胀痛不适，潮热、汗出，眠可，纳可，腹胀，大便1~2日一行，已闭经2年余。舌淡红，苔白，脉细。四诊合参，证属冲任不调证。治以调理冲任、化痰散结为主。

处方：仙茅10g，威灵仙10g，肉苁蓉10g，蒲公英30g，知母10g，五味子10g，当归10g，鹿角霜10g，白英30g，生薏苡仁30g，炙甘草6g。6剂。每日1剂，每剂煎2次，共约400mL，合于一起，每日2次，每次口服200mL。

按语：本案患者为中年女性，年过半百，因冲任失调，痰凝血瘀而发病，病后行手术及化疗，更伤冲任之功能。冲任失调而见乳房胀痛不适、潮热汗出、月经不调等症。气虚气行无力而气滞，症见腹胀、便秘。结合舌脉，辨为冲任不调证。方中仙茅、威灵仙、肉苁蓉、鹿角霜温肾阳，补肾精；知母、五味子泻肾火、滋肾阴；当归养血；白英、生薏苡仁化痰散结；炙甘草调和诸药。共奏调理冲任、化痰散结之功。

案例26：张某，女，44岁。2014年7月16日初诊。主诉：左乳腺癌术后1个月。

患者于2014年6月19日在山西省人民医院行左乳腺癌手术，病检示：左乳髓样癌，未见淋巴结转移，术后行化疗，恢复良好。现为第一次化疗，欲求中医诊治。现症：乳房部位无明显不适，出汗特别多，烘热，心烦，手足心热，口干，脱发，纳一般，易醒，二便可。已停经1年。舌淡红，苔白，脉沉细濡。四诊合参，证属冲任不调证。治以调理冲任、养阴清热为主。

处方：仙茅10g，威灵仙10g，肉苁蓉15g，蒲公英30g，知母10g，五味子10g，党参10g，黄芩10g，清半夏10g，柴胡3g，砂仁6g，草果10g，炙甘草6g。6剂。每日1剂，每剂煎2次，共约400mL，合于一起，每日2次，每次口服200mL。

2014年7月23日二诊：服上药后，患者诸症略有减轻，第二次化疗开始，食欲不好。舌淡红，苔白，脉沉细。原方酌加和胃药。

处方：仙茅10g，威灵仙10g，肉苁蓉15g，蒲公英30g，知母10g，五味子10g，党参10g，黄芩10g，清半夏10g，柴胡3g，砂仁6g，草果10g，炒栀子10g，乌贼骨10g，神曲10g，炙甘草6g。6剂。每日1剂，每剂煎2次，共约400mL，合于一起，每日2次，每次口服200mL。

2014年8月27日三诊：服上药后，患者手足心热减，仍心烦，眠差，汗多，食欲不好。舌淡红，苔白，脉沉细。今日血压160/100mmHg。治以调理冲任、和胃清热为主。

处方：仙茅10g，威灵仙10g，肉苁蓉15g，蒲公英30g，知母10g，白芍10g，地龙10g，罗布麻10g，炒栀子10g，乌贼骨10g，炙甘草6g。6剂。每日1剂，每剂煎2次，共约400mL，合于一起，每日2次，每次口服200mL。

继以此法加减治疗1年余，患者精神好，烘热出汗已无，纳可，眠可，二便可，仍坚持服药。

按语： 本案患者为中年女性，年近半百，因冲任失调，痰凝血瘀而发病，病后行手术及化疗，更伤冲任之功能。现正值化疗期间，气阴耗伤兼冲任失调而见烘热、汗多、心烦、手足心热、口干、眠不安、脱发等症。结合舌脉，辨为冲任不调证。方中仙茅、威灵仙、肉苁蓉温肾阳、补肾精；知母、五味子泻肾火、滋肾阴；党参、清半夏、柴胡、砂仁健脾理气和胃；蒲公英、黄芩、草果清热；炙甘草调和诸药。共奏温肾阳、补肾精、泻肾火、调冲任之效。二诊、三诊时患者症状渐减，随症加减治疗一年余，患者一般情况好，疗效满意。

脑瘤 1 例

陈某，女，43 岁。2011 年 11 月 2 日初诊。主诉：脑瘤术后1 个月。

患者 1 个月前因头痛头晕就诊于山西大医院，行头颅核磁发现脑肿瘤并行手术切除，术后化疗，病情好转出院。欲求中医诊治。现症：恶心、呕吐、不欲饮食，精神不佳，眠可，二便可。舌淡红，苔白厚，脉沉。四诊合参，证属脾虚湿阻证。治以健脾利湿和胃为主。

处方：①清半夏 10g，藿香 10g，砂仁 10g，川芎 12g，白蔻仁 10g，泽泻 15g，生姜 3 片，炙甘草 6g。6 剂。每日 1 剂，每剂煎 2 次，共约 400mL，合于一起，每日 2 次，每次口服 200mL。②龙宫莲胶囊（赵尚华老师自制，山西中医学院附属医院制剂）。每次 3 粒，每日 3 次。

按语：脑瘤属于中医学中"头痛""头风"的范畴，主要是因为内伤七情，使脏腑功能失调，加之外邪侵入，寒热相搏，痰浊内停，上犯于脑，留结成块而致。本案患者为中年女性，发病后行手术及化疗，现为术后 1 个月，气血耗伤较为明显，气虚而精神不佳，气虚水液不能正常运行，停而为痰，痰饮上逆而见恶心、呕吐、不欲饮食。结合舌脉，辨为脾虚湿阻证。治以健脾利湿和胃为主。方中清半夏、藿香、砂仁、白蔻仁、泽泻健脾利湿；生姜温阳化饮；川芎活血行气；炙甘草调和诸药。配以益气养阴、化瘀散结之龙宫莲胶囊。扶正与祛邪兼顾，标本同治，预防肿瘤复发。

甲状腺癌 3 例

案例 1：崔某，女，50 岁。2015 年 8 月 5 日初诊。

患者有甲状腺结节病史 3 年，2015 年 5 月 26 日在中国医学院肿瘤医院行 B 超示：甲状腺右叶结节，考虑恶性；余甲状腺多发结节，考虑良性；左侧颈部淋巴结肿大，考虑良性。于 2015 年 6 月 3 日切除右侧甲状腺，现口服优甲乐治疗。欲求中医诊治。现症：烘热，出汗，纳可，眠差，二便调。月经已乱。舌淡红，苔白，脉细弦。昨日查甲功五项未见异常。四诊合参，证属冲任失调、痰瘀阻络证。治以调理冲任、化痰行瘀为主。

处方：玄参 10g，海藻 10g，乌贼骨 10g，香附 10g，夏枯草 18g，三棱 6g，莪术 10g，石见穿 12g，仙茅 10g，威灵仙 10g，肉苁蓉 10g，五味子 10g。6 剂。每日 1 剂，每剂煎 2 次，共约 400mL，合于一起，每日 2 次，每次口服 200mL。

以此法加减治疗 2 个月。患者淋巴结无肿大，烘热出汗减，眠可，无明显不适。

2015 年 10 月 14 日。近日因家中琐事导致失眠多梦，伴心慌，口中灼热喜冷，手心热，纳可，二便调。舌淡红，苔白齿痕，脉沉细。改以补气安神为主。

处方：生黄芪30g，太子参10g，炒白术10g，当归10g，龙眼肉10g，远志6g，丹皮10g，炒枣仁15g，生龙骨30g（先煎），生牡蛎30g（先煎），五味子10g，黄连10g，炙甘草6g。6剂。每日1剂，每剂煎2次，共约400mL，合于一起，每日2次，每次口服200mL。

按语：甲状腺癌归于中医"瘿瘤"一类。中医认为本病的发生与多种外因和内因相关，继而形成气滞、痰凝和瘀毒胶结发病。本案患者为中年女性，已有3年甲状腺结节病史，因冲任失调，气滞痰阻而发病。病后手术及化疗更损冲任之功能。冲任失调而见烘热、汗出、眠差，月经紊乱等症；痰瘀互阻而见甲状腺结节、淋巴结肿大等。结合舌脉，辨为冲任失调，痰瘀阻络证。方中用大量的化痰行瘀、软坚散结药，如玄参、海藻、乌贼骨、香附、夏枯草、三棱、莪术、石见穿；配以调理冲任之仙茅、威灵仙、肉苁蓉、五味子。共奏调理冲任、化痰行瘀之功。初诊时患者标实之象较明显，故治以祛邪为主，兼扶正。两个月后标实基本已祛，患者出现失眠多梦等症，改以归脾汤加减益气安神。

案例2：李某，女，40岁。2012年3月8日初诊。主诉：月经不调2年。

患者自2005年以来一直甲状腺功能减低。2010年3月行甲状腺癌切除术，当时病理检测：桥本氏病，有甲状腺乳头状癌，并有砂粒体、钙化，术后化疗，恢复良好，术后出现月经不调。2012年2月23日复查甲功五项：基本正常。现服用优甲乐，3片每日。欲求中医诊治。现症：月经周期前后不定，月经量少，色暗，经期头晕。左侧乳腺增生，易出汗，潮红，气短，颌下淋巴结肿大。纳可，眠可，二便调。舌体胖大，苔白，脉沉。四诊合参，证属冲任不调证。治以调理冲任、化痰散结为主。

处方：仙茅 10g，肉苁蓉 10g，巴戟天 10g，当归 10g，山萸肉 10g，知母 10g，黄柏 6g，夏枯草 15g，连翘 10g，五味子 10g，茯苓 10g，炒栀子 10g，炙甘草 6g。6 剂。每日 1 剂，每剂煎 2 次，共约 400mL，合于一起，每日 2 次，每次口服 200mL。

2012 年 3 月 15 日二诊：服上药后，患者自觉诸症略有减轻，左侧乳腺肿胀、疼痛，出汗多。舌体胖大，苔白，有齿痕，脉沉。原方酌加健脾渗湿药。

处方：仙茅 10g，肉苁蓉 10g，巴戟天 10g，当归 10g，山萸肉 10g，知母 10g，黄柏 6g，夏枯草 15g，连翘 10g，五味子 10g，茯苓 10g，炒栀子 10g，生薏苡仁 30g，泽泻 10g，生黄芪 30g，炙甘草 6g。6 剂。每日 1 剂，每剂煎 2 次，共约 400mL，合于一起，每日 2 次，每次口服 200mL。

2012 年 3 月 29 日三诊：患者月经将至，自觉全身憋胀不适，燥热出汗，无心慌，上次月经时痛经，色暗，量少。舌淡红，苔白齿痕，脉沉。原方酌加健脾渗湿药。

处方：仙茅 10g，肉苁蓉 10g，巴戟天 10g，当归 10g，山萸肉 10g，知母 10g，黄柏 6g，夏枯草 15g，连翘 10g，五味子 10g，茯苓 10g，炒栀子 10g，生薏苡仁 30g，生黄芪 30g，炙甘草 6g。6 剂。每日 1 剂，每剂煎 2 次，共约 400mL，合于一起，每日 2 次，每次口服 200mL。

2012 年 4 月 29 日四诊：上药 3 剂后月经来潮，未痛经，色暗，量可。余症均有减轻，自觉偶有颈部刺痛，足跟疼痛。舌淡红，苔白，脉沉细。原方酌加补气散结药。

处方：仙茅10g，肉苁蓉10g，巴戟天10g，当归10g，山茱萸10g，知母10g，黄柏6g，夏枯草15g，连翘10g，生黄芪30g，威灵仙10g，僵蚕10g，蝉蜕10g，炒栀子10g，炙甘草6g。6剂。每日1剂，每剂煎2次，共约400mL，合于一起，每日2次，每次口服200mL。

继以此法治疗一年，患者月经恢复正常，一般情况良好。

按语：本案患者为中年女性，有甲状腺疾病近十年，因工作紧张，情绪不宁，至肝气不舒，脾运受累，水湿不化，聚而成痰，痰气郁结而发病。病后手术及化疗损伤冲任之功能。清朝徐灵脂在《医学源流论》中曰："冲任脉，皆起于胞中……为经脉之海，此皆由之所以生，而胎之所由系，明于冲任之故，则本原明悉；而后其所生之病，千条万绪，可以知其所从起。"冲任失调而见月经不调，乳腺增生，易出汗，潮红，气短等症；痰瘀互阻而见淋巴结肿大等。结合舌脉，辨为冲任失调，痰瘀阻络证。方中用仙茅、肉苁蓉、巴戟天温肾阳、补肾精；山茱萸、知母、黄柏、五味子滋肾阴、清肾火；当归养血活血；夏枯草、连翘、茯苓、炒栀子清火化痰散结；炙甘草调和诸药。共奏调理冲任、化痰行瘀之功。随症加减治疗一年，患者月经恢复正常，疗效满意。

案例3：杨某，女，30岁。2013年7月10日初诊。主诉：甲状腺癌术后4个月。

患者4个月前因甲状腺癌在山西省肿瘤医院行手术，术后化疗，恢复良好。6月28日在山西省肿瘤医院复查示：第六区有淋巴肿大。甲功五项未见异常。现服优甲乐，每日2片。欲求中医诊治。现症：月经正常，睡眠欠佳，饮食好，精神好，二便调。

舌淡红,苔白,脉滑数。四诊合参,证属痰热阻络证。治以化痰散结为主。

处方:牛蒡子10g,石斛10g,丹皮10g,浙贝10g,荆芥10g,夏枯草30g,连翘15g,清半夏10g,香附10g,白英30g,白花蛇舌草30g,薄荷6g,炙甘草6g。6剂。每日1剂,每剂煎2次,共约400mL,合于一起,每日2次,每次口服200mL。

2013年7月17日二诊:服上药后,大便每日2~3次,不成形,余无不适。舌淡红,苔白,脉滑数。原方酌加清热药。

处方:牛蒡子10g,石斛10g,丹皮10g,浙贝10g,荆芥10g,夏枯草30g,连翘15g,清半夏10g,香附10g,白英30g,白花蛇舌草30g,薄荷6g,连翘10g,炙甘草6g。6剂。每日1剂,每剂煎2次,共约400mL,合于一起,每日2次,每次口服200mL。

2013年7月24日三诊:服上药后,大便2~3日一行,睡眠少。舌淡红,苔白,脉滑数。原方酌加清热通便药。

处方:牛蒡子10g,石斛10g,丹皮10g,浙贝10g,荆芥10g,夏枯草30g,连翘15g,清半夏10g,香附10g,白英30g,白花蛇舌草30g,薄荷6g,虎杖10g,炙甘草6g。6剂。每日1剂,每剂煎2次,共约400mL,合于一起,每日2次,每次口服200mL。

2013年8月14日四诊:服上药后,患者无明显不适症状。舌淡红,苔白,脉沉细。仍以化痰行瘀散结为主,方用升降散加减。

处方:①蝉蜕10g,防风10g,僵蚕10g,片姜黄10g,酒大黄6g,柴胡10g,连翘15g,夏枯草30g,白英30g,三棱10g,莪术 10g，炙甘草 6g。6 剂。每日 1 剂，每剂煎 2 次，共约 400mL，合于一起，每日 2 次，每次口服 200mL。②龙宫莲胶囊（赵尚华老师自制，山西中医学院附属医院制剂）。每次 3 粒，每日 3 次。

2013 年 9 月 5 日五诊：患者无明显不适，近日多梦。舌淡红，苔白，脉缓。原方酌加镇静安神药。

处方：蝉蜕 10g，防风 10g，僵蚕 10g，片姜黄 10g，酒大黄 6g，柴胡 10g，连翘 15g，夏枯草 30g，白英 30g，三棱 10g，莪术 10g，生龙骨 30g，炙甘草 6g。6 剂。每日 1 剂，每剂煎 2 次，共约 400mL，合于一起，每日 2 次，每次口服 200mL。

继以此法加减治疗半年，患者纳可，眠可，二便调，一般情况好，仍坚持服药。

按语： 中医学将甲状腺癌归于"瘿瘤"一类。早在南宋时期，陈无择在《三因极一病证方论》中就描述了"石瘿"的特点是坚硬不可移，与现代甲状腺癌颇为相似。历代医家对甲状腺癌均有探索，认为本病的发生与多种外因和内因相关，继而形成气滞、痰凝和瘀毒胶结发病。本案患者为年轻女性，其发病可能与精神紧张、压力大有关，气滞痰阻为其基本病机。手术及化疗后一般情况尚可，然其气阴已伤。结合舌脉，辨为痰热阻络证，治以化痰散结为主。方中用牛蒡子、浙贝、夏枯草、清半夏、香附、连翘清热化痰，理气散结；石斛、丹皮养阴清热；荆芥、薄荷祛风；白英、白花蛇舌草化瘀解毒；炙甘草调和诸药。初诊、二诊、三诊时患者有局部淋巴结肿大，脉滑数之象，故治以清热养阴为主。四诊时患者已无不适，肿大之淋巴结已消，故改用升降散加减升阳降浊，清热理气，解毒活血通络。随症加减半年，患者一般情况好，疗效满意。

卵巢癌 4 例

案例 1：胡某，女，23 岁。2015 年 8 月 5 日初诊。主诉：13 天前腹痛 1 次。

患者 2014 年 10 月因腹痛就诊于山西省肿瘤医院，检查示右卵巢颗粒细胞瘤并行手术切除，术后化疗 6 次，恢复良好。13 天前出现腹痛，于 7 月 27 日在山西省肿瘤医院行 B 超示：右侧卵巢切除术后；左附件区见一枚蜂窝状肿物（3.39cm×3.29cm×3.69cm），性质未定。腹痛后来月经，经后腹痛止。现症：无明显腹痛，精神可，纳可，眠可，二便可。舌淡红，苔白，脉弦细。四诊合参，证属瘀血阻络证。治以活血化瘀、散结通络为主。

处方：熟地黄 10g，当归 10g，赤芍 10g，莪术 10g，白花蛇舌草 30g，生薏苡仁 30g，土茯苓 30g，石见穿 10g，炙甘草 6g。6 剂。每日 1 剂，每剂煎 2 次，共约 400mL，合于一起，每日 2 次，每次口服 200mL。

2015 年 8 月 26 日二诊：服上药后，患者无明显不适，腹痛未再作，纳可，眠可，二便调。舌淡红，苔白，脉细。原方酌加滋阴养血药。

处方：熟地黄 10g，当归 10g，赤芍 10g，莪术 10g，白花蛇舌草 30g，生薏苡仁 30g，土茯苓 30g，石见穿 10g，生地黄 18g，丹皮 18g，八月札 10g，炙甘草 6g。12 剂。每日 1 剂，每剂煎 2 次，共约 400mL，合于一起，每日 2 次，每次口服 200mL。

2015 年 9 月 23 日三诊：服上药后，患者无明显不适感。9 月

21 日 B 超示：子宫左前方腹壁内可见一枚低回声实性结节（2.67cm×1.86cm×1.83cm），性质待查。舌淡红，苔白，脉细滑。原方酌加滋阴养血药。

处方：熟地黄 10g，当归 10g，赤芍 10g，莪术 10g，白花蛇舌草 30g，生薏苡仁 30g，土茯苓 30g，石见穿 10g，生地黄 18g，丹皮 18g，三棱 10g，炙甘草 6g。6 剂。每日 1 剂，每剂煎 2 次，共约 400mL，合于一起，每日 2 次，每次口服 200mL。

按语：卵巢癌依据其临床表现，可归属于中医"癥瘕""肠覃""腹痛"等范畴。最早在《灵枢·水胀》中就有"寒气客于肠外，与卫气相搏，气不得营，因有所系，癖而内著，恶气乃起，息肉乃生。其始生也，大如鸡卵，稍以益大，至其成，如怀子之状，久者离岁，按之则坚，推之则移，月事以时下，此其候也"的记载，此条文描述与卵巢癌的症状表现相类似。对于卵巢癌之病因病机，一般认为其关键在于寒凝、气滞、血瘀。针对本案患者年轻女性，即是瘀血阻于胞宫形成癥瘕而致腹痛，瘀血为有形之邪，故部位固定，痛势较重。辨为瘀血阻络证。方中熟地黄、当归、赤芍养血活血；白花蛇舌草、生薏苡仁、土茯苓、莪术、石见穿化瘀散结；炙甘草调和诸药。共奏活血化瘀、散结通络之功。药后再诊时患者腹痛未再发作过，酌加滋阴养血药继续治疗。

案例 2：皇甫某，女，50 岁。2012 年 6 月 6 日初诊。主诉：右卵巢癌术后 4 月余。

患者 4 个月前因卵巢癌在山西省肿瘤医院行手术，术后化疗 4 次，病理检测示：右卵巢子宫内膜样腺癌（Ⅱ期），术后恢复良好。现无明显不适，欲求中医调理。纳可，眠可，二便调，精神可。舌质紫，苔黄，脉沉。四诊合参，证属肾气不足、瘀血阻络证。治以补肾益气、活血化瘀为主。

处方：仙茅10g，威灵仙10g，肉苁蓉12g，蒲公英30g，白英30g，鸡血藤30g，丹参30g，赤芍10g，炙甘草6g。6剂。每日1剂，每剂煎2次，共约400mL，合于一起，每日2次，每次口服200mL。

2012年6月13日二诊：患者本周开始第5次化疗，血常规示：白细胞2.49×10^9/L，血小板91.00×10^9/L，手足轻微麻木，食欲不好。舌质紫，苔白，脉濡细。原方酌加补益气血药。

处方：仙茅10g，威灵仙10g，肉苁蓉12g，蒲公英30g，白英30g，鸡血藤30g，丹参30g，赤芍10g，红参10g（先煎），生黄芪30g，阿胶10g（烊化），龟甲胶10g（烊化），鹿角胶10g（烊化），砂仁6g，藿香10g，炙甘草6g。6剂。每日1剂，每剂煎2次，共约400mL，合于一起，每日2次，每次口服200mL。

按语：本案患者为中年女性，因肾气不足，瘀血阻络而发病，病后行手术及化疗，更伤人体之气。患者一般情况尚可，然舌质紫因瘀血所致，脉沉属肾气不足之象。辨为肾气不足、瘀血阻络证。方用仙茅、威灵仙、肉苁蓉补肾精；蒲公英、白英清瘀热；鸡血藤、丹参、赤芍凉血活血；炙甘草调和诸药。共奏补肾益气、活血化瘀之功。二诊时患者正值化疗期间，血中白细胞、血小板都降低，伴有气血不足之手足麻木、纳差等症，故酌加补益气血药以对其症。

案例3：王某，女，74岁。2014年6月18日初诊。主诉：卵巢癌术后1周。

患者主因"下腹间断隐痛半年，自扪及左下腹肿块3个月"

于 2014 年 6 月 3 日入住山西医科大学第二医院，行 MRI 示：盆腔占位，考虑左侧卵巢癌；右侧卵巢囊肿可能；盆腔积液。并于 2014 年 6 月 11 日行手术，手术过程顺利，术后患者不愿接受化疗，要求中医调治。现症：术后 1 周，一般情况尚可，可下床活动，消瘦、口干不欲饮，纳可，眠可，二便可。舌淡红，苔白，脉缓。四诊合参，证属气阴不足、瘀血阻络证。治以益气养阴、化瘀散结为主。

处方：①生黄芪 30g，党参 10g，生薏苡仁 30g，土茯苓 10g，白花蛇舌草 30g，肉苁蓉 10g，威灵仙 10g，莪术 6g，麦冬 12g，五味子 10g，炙甘草 6g。6 剂。每日 1 剂，每剂煎 2 次，共约 400mL，合于一起，每日 2 次，每次口服 200mL。②龙宫莲胶囊（赵尚华老师自制，山西中医学院附属医院制剂）。每次 3 粒，每日 3 次。

2014 年 9 月 26 日二诊：患者术后 3 月余。一般情况良好，偶有下腹隐痛，大便有时不成形，口干，余无不适，可干简单家务活。9 月 17 日复查未见异常。舌淡红，苔白，脉缓。仍以益气养阴、化瘀散结为主。

处方：①生黄芪 30g，当归 10g，炒白术 10g，陈皮 10g，土茯苓 10g，生薏苡仁 30g，白英 30g，金银花 18g，麦冬 10g，泽泻 18g，马齿苋 30g，炙甘草 6g。6 剂。每日 1 剂，每剂煎 2 次，共约 400mL，合于一起，每日 2 次，每次口服 200mL。②龙宫莲胶囊（赵尚华老师自制，山西中医学院附属医院制剂）。每次 3 粒，每日 3 次。

继以此法加减治疗 1 年余，患者一般情况良好，无不适，可干一般家务活。

按语： 本案患者为老年女性，年逾古稀，因气阴不足，瘀血阻络而发病，病后行手术，术后患者一般情况尚可，气阴不足而见消瘦、口干不欲饮等症。辨为气阴不足、瘀血阻络证。方用生黄芪、党参、麦冬、五味子益气养阴；生薏苡仁、土茯苓、莪术、白花蛇舌草化瘀散结；肉苁蓉、威灵仙补肾气；炙甘草调和诸药。配以益气养阴、化瘀解毒之龙宫莲胶囊，以期气阴得补，余毒得散，诸症消除。随症加减治疗一年余，患者一般情况好，且因疾病尚属早期，预后良好。

案例4： 张某，女，52岁。2015年4月22日初诊。主诉：左卵巢癌术后两年半。

患者因左卵巢癌于2012年9月在晋城市人民医院行手术，术后化疗，恢复良好。术后出现左腿肿胀，逐渐加重，欲求中医诊治。今日彩超示：下肢血管未见异常。盆腔未见明显肿大淋巴结。现症：左腿肿胀，自觉灼热、疼痛、硬，纳可，眠可，二便可，精神可。舌淡红，苔白，脉沉。四诊合参，证属气虚血瘀证。治以益气活血、散瘀消肿为主。

处方： 生黄芪30g，党参10g，丹参30g，鸡血藤30g，土茯苓30g，生薏苡仁30g，皂角刺10g，炮甲珠6g，水蛭6g，炙甘草6g。6剂。每日1剂，每剂煎2次，共约400mL，合于一起，每日2次，每次口服200mL。

按语： 卵巢癌是女性生殖器官常见的恶性肿瘤之一，其病因复杂，表现多样。精神因素对卵巢癌的发生发展有很大的影响，性格急躁，长期的精神刺激可导致宿主免疫监视系统受损，对肿瘤生长有促进作用。患者长期情志不畅或抑郁，而致气滞血瘀，瘀血凝滞于胞脉之中，渐成斯疾。本案患者为中年女性，因气血不足，气滞血瘀而发病。病后手术及化疗更伤气血。气血亏虚，水液、血液运行不畅，痰瘀形成，阻于肢体而见左腿肿胀，痰瘀化热而出现灼热、疼痛。辨为气虚血瘀证。方中用生黄芪、党参、丹参、鸡血藤益气活血；土茯苓、生薏苡仁、皂角刺、炮甲珠、水蛭化痰行瘀，散结通络；炙甘草调和诸药。共奏益气活血、散瘀消肿之功。

宫颈癌 4 例

案例 1：霍某，女，50 岁。2014 年 9 月 5 日初诊。主诉：宫颈癌术后 3 个月。

患者于 2014 年 6 月 7 日因宫颈癌在山西省寿阳县人民医院行"子宫广泛切除 + 双附件切除 + 盆腔淋巴结清扫术"，术后病捡示：子宫颈结节型鳞状细胞癌，高 - 中分化，未见淋巴结转移。术后未予特殊治疗，病情好转出院，为进一步治疗于 2014 年 6 月 24 日入住山西省肿瘤医院，行放疗 22 次，盆腔热疗 2 次，治疗过程中患者无明显不适反应，于 8 月 6 日出院。欲求中医调理。现症：精神一般，小腹偶有隐痛，纳可，眠不佳，大便不成形，每日 1~3 次。舌淡红，苔白，脉沉。四诊合参，证属气血不足，痰瘀阻络证。治以补气养血、化痰行瘀为主。

处方：生黄芪 30g，当归 10g，仙茅 10g，威灵仙 10g，茯苓 10g，炒白术 10g，白英 30g，生薏苡仁 30g，白芍 12g，炙甘草 6g。6 剂。每日 1 剂，每剂煎 2 次，共约 400mL，合于一起，每日 2 次，每次口服 200mL。

2014 年 9 月 26 日二诊：服上药后，患者无明显不适感。近几日因饮食不慎导致胃胀、反酸，大便可。舌淡红，苔白，脉沉。原方酌加和胃制酸药。

处方：生黄芪30g，当归10g，仙茅10g，威灵仙10g，茯苓10g，炒白术10g，白英30g，生薏苡仁30g，白芍12g，清半夏10g，乌贼骨12g，干姜6g，炙甘草6g。6剂。每日1剂，每剂煎2次，共约400mL，合于一起，每日2次，每次口服200mL。

按语：关于本病，2000年以前的《黄帝内经》中已有"任脉为病，女子带下瘕聚"的记载。唐代孙思邈所著《千金方》曰："妇人崩中漏下，赤白青黑，腐臭不可近，令人面黑无颜色，皮骨相连，月经失度，往来无常，少腹弦急或苦绞痛……令人气急乏力，腰背痛连胁……"其描述与晚期宫颈癌多相类似。针对本案患者，中年女性，年过七七，天癸将竭，冲任脉虚，阴阳失调，肾阳不足，命门火衰，温煦无能，以致胞脉气血运行受阻，瘀毒内结，血败内腐而发病。病后手术及放疗、盆腔热疗更伤其正。气虚而见精神一般，眠不佳等症；痰瘀阻于小腹而见隐痛不适；气虚水液运行不利，停于肠腑，而致大便不成形。结合舌脉，辨为气血不足，痰瘀阻络证。治以补气养血、化痰行瘀为主。方中生黄芪、茯苓、炒白术、当归、白芍健脾益气养血；仙茅、威灵仙补肾；白英、生薏苡仁化瘀散结；炙甘草调和诸药。以期气血得补，痰瘀得散，诸症消除。

案例2：张某，女，51岁。2014年8月13日初诊。主诉：宫颈鳞癌术后1个月。

患者因宫颈癌于2014年7月14日在山西省肿瘤医院行手术，术后患者不愿接受化疗，欲求中医诊治。术后查：肿瘤标志物阴性。现症：妇科无明显不适。精神欠佳，纳可，眠可，便秘。偶有头晕。舌质紫，苔白，脉沉细。四诊合参，证属气血两虚证。治以益气养血、化痰散结为主。

处方：①生黄芪30g，党参10g，当归10g，川芎10g，天麻10g，生薏苡仁30g，白花蛇舌草30g，猪苓10g，白英30g，炙甘草6g。6剂。每日1剂，每剂煎2次，共约400mL，合于一起，每日2次，每次口服200mL。②龙宫莲胶囊（赵尚华老师自制，山西中医学院附属医院制剂）。每次3粒，每日3次。

继以此法加减治疗3个月，患者精神好，纳可，眠可，二便调，仍坚持服药。

按语： 宫颈癌的发生是多种原因综合的结果。七情所伤、肝气郁滞、五脏气血乖逆、气滞是其始因，郁怒伤肝，忧思伤脾，疏泄失常，气血郁滞。冲任损伤，肝、脾、肾诸脏虚损为内因。早婚多产，不节房事，肾阴亏损，精血不足，以致冲任失养，或漏下淋沥不断。总之，可谓本病以正虚冲任失调为本，湿热凝聚而成。本案患者为中年女性，因气血不足，痰阻交阻而发病。病后手术更伤其气血。气血不足而见精神不佳、头晕、便秘等症。结合舌脉，辨为气血两虚证。方中生黄芪、党参、当归益气养血；川芎、天麻活血祛风；生薏苡仁、白花蛇舌草、猪苓、白英化痰散结；炙甘草调和诸药。配以益气养阴、化瘀散结之龙宫莲胶囊，共奏益气养血、化痰散结之功。

案例3： 周某，女，57岁。2014年3月7日初诊。主诉：宫颈癌术后半个月。

患者因宫颈癌于2014年2月21日在山西省肿瘤医院行手术，病检示：宫颈：乳头状鳞状细胞癌。术后行化疗。查：甲状腺结节（桥本甲状腺炎）；甲功（-）；乳腺纤维瘤。2014年1月21

日查：HPV16（＋）。欲求中医诊治。现症：小腹隐痛，眠差，纳可，二便尚可，精神欠佳。舌淡红，苔白，脉细如丝。四诊合参，证属气阴两虚、痰瘀阻络证。治以益气养阴、化痰散结为主。

处方：①生黄芪30g，天冬10g，麦冬10g，当归10g，肉苁蓉10g，威灵仙10g，生薏苡仁30g，白英30g，白花蛇舌草30g，怀山药10g，土茯苓30g，炙甘草6g。6剂。每日1剂，每剂煎2次，共约400mL，合于一起，每日2次，每次口服200mL。②龙宫莲胶囊（赵尚华老师自制，山西中医学院附属医院制剂）。每次3粒，每日3次。

按语：本案患者为中年女性，年过半百，气阴本已不足，复因痰凝血瘀而发病。病后手术及化疗更伤其气阴。气阴不足而见精神不佳、眠差、小腹隐痛等症。结合舌脉，辨为气阴两虚、痰瘀阻络证。方中生黄芪、天冬、麦冬、当归、山药益气养血；肉苁蓉、威灵仙补肾；生薏苡仁、白花蛇舌草、白英、土茯苓化痰散结；炙甘草调和诸药。配以益气养阴、化瘀散结之龙宫莲胶囊，共奏益气养血、化痰散结之功。初诊时患者刚刚术后半月，气阴不足之象较为明显，故以扶正为主，亦取"养正积自消"之意。

案例4：王某，女，53岁。2016年5月4日初诊。主诉：左下肢反复肿胀1年余。

患者2010年因宫颈癌在山西省肿瘤医院行手术，术后化疗，恢复良好。术后出现左下肢肿胀，劳累后明显。2016年4月13日查：左大腿淋巴回流受阻。欲求中医诊治。现症：左下肢漫肿，肿至大腿根部。余无明显不适。纳可，眠可，二便可，精神可。舌淡红，苔白，脉细。四诊合参，证属气虚血瘀证。治以益气化瘀、散结通络为主。

处方：生黄芪30g，党参10g，炒白术10g，丹参30g，鸡血藤30g，川牛膝10g，土茯苓30g，车前子10g（包），炮甲珠10g，炙甘草6g。6剂。每日1剂，每剂煎2次，共约400mL，合于一起，每日2次，每次口服200mL。

按语：本案患者为中年女性，年过半百，因气血不足，痰凝血瘀而发病。病后手术及化疗更伤其气血。气血不足，水液、血液运行无力，痰瘀停聚于肢体而见肢体肿胀。结合舌脉，辨为气虚血瘀证。方中生黄芪、党参、炒白术益气养血；丹参、鸡血藤、川牛膝活血通络；土茯苓、车前子、炮甲珠化痰散结；炙甘草调和诸药。以期气血得补，痰瘀得散。来诊时患者精神尚好，唯左下肢肿胀较甚，故治疗以祛邪为主，兼以扶正。

肠癌1例

纪某，男，72岁。2015年9月13日初诊。主诉：结肠癌术后近1个月。

患者1个月前因结肠癌在阳泉市第一医院行手术，术后病检示：右半结肠切除：回盲部菜花样肿物，黏液腺癌；浸润浅肌层，上、下切缘未见癌残留；肿物旁淋巴结未见癌转移；网膜组织充血伴出血，术后未做特殊处理，病情好转出院。4天前出现咳嗽，欲求中医诊治。现症：咳嗽，气短，有浓痰，色白，咳吐不利，纳差，四肢发冷，精神欠佳，二便可。舌淡红，苔白，脉细。四诊合参，证属气阴不足、痰瘀阻络证。治以补气养阴、化痰行瘀为主。

处方：生黄芪30g，天冬10g，麦冬10g，石斛10g，炒白术10g，猪苓10g，生薏苡仁30g，干姜10g，八月札10g，白花蛇舌草30g，杏仁10g，炙甘草6g。6剂。每日1剂，每剂煎2次，共约400mL，合于一起，每日2次，每次口服200mL。

2015年9月18日二诊：服上药后，患者咳嗽、气短减轻，仍觉腿冷，纳不佳。舌淡红，苔白齿痕，脉细弦。原方酌加补气和胃药。

处方：红参10g（先煎），生黄芪36g，麦冬10g，石斛10g，炒白术10g，猪苓10g，生薏苡仁30g，干姜10g，八月札10g，白花蛇舌草30g，杏仁10g，藿香10g，砂仁6g，炙甘草6g。6剂。每日1剂，每剂煎2次，共约400mL，合于一起，每日2次，每次口服200mL。

按语：本案患者老年男性，年逾古稀，因脾胃虚弱、清阳不升、余邪未尽、湿邪停留、气血郁滞而发病。病后手术，一般情况尚可。此次主因咳嗽4天来诊，因外感风寒，肺失清肃而见咳嗽，气短；"脾为生痰之源，肺为贮痰之器"，痰多因脾虚痰浊内生有关；咳吐不利为气阴亏虚之象；纳差，四肢发冷，精神欠佳为阳气不足之象。结合舌脉，辨为气阴不足、痰瘀阻络证。治以补气养阴、化痰行瘀为主。方用生黄芪、天冬、麦冬、石斛益气养阴；炒白术、猪苓、生薏苡仁、干姜健脾利水；八月札、白花蛇舌草化痰散结；杏仁宣肺止咳；炙甘草调和诸药。二诊时患者咳嗽咳痰减轻，纳不佳，故酌加健脾和胃药以对其症。

肺癌 2 例

案例 1：江某，男，66 岁。2015 年 2 月 10 日初诊。主诉：肺癌术后两年。

患者两年前因肺癌在山西省肿瘤医院行手术，术后化疗，恢复良好。2 月 4 日复查：未见明显异常。此次因感冒两天来求中医诊治，现症：鼻塞，咽痛，咳嗽不甚，无痰，纳可，眠可，二便调。舌淡红，苔白，脉细缓。四诊合参，证属风热犯肺证。治以宣肺利气、清化痰热为主。

处方：桔梗 10g，玄参 10g，麦冬 10g，防风 10g，丹皮 10g，生地黄 10g，鱼腥草 30g，黄芩 10g，杏仁 10g，前胡 10g，炙甘草 6g。6 剂。每日 1 剂，每剂煎 2 次，共约 400mL，合于一起，每日 2 次，每次口服 200mL。

2015 年 2 月 17 日二诊：服上药后，患者咳嗽、咽痛均有减轻，余无明显不适。舌淡红，苔白，脉缓。原方酌加化瘀通络药。

处方：炙麻黄 3g，杏仁 10g，防风 10g，蝉蜕 10g，桔梗 10g，麦冬 12g，生黄芪 30g，鱼腥草 30g，黄芩 10g，白英 30g，地龙 10g，炙甘草 6g。6 剂。每日 1 剂，每剂煎 2 次，共约 400mL，合于一起，每日 2 次，每次口服 200mL。

按语：本案患者为老年男性，气阴本已不足，复因痰瘀阻络而发病，病后行手术及化疗，一般情况尚好。此次主因感冒两天来诊，症见：鼻塞，咽痛，咳嗽不甚，无痰。结合舌脉，为外感风热之象。方用桔梗、黄芩、杏仁、前胡、鱼腥草、防风宣肺止咳；玄参、麦冬、丹皮、生地黄养阴清热；炙甘草调和诸药。初诊时患者标证明显，急治其标。二诊时，患者感冒基本已愈，故减轻祛邪力度，酌加化瘀通络药。随症加减继续治疗。

案例2：武某，女，57岁。2014年11月19日初诊。主诉：肺癌6年余。

患者6年前因肺癌在山西医科大学第一医院行手术，术后化疗，恢复良好。欲求中医诊治。现症：无明显呼吸系统症状。尾骶部疼痛、憋胀，纳可，眠可，二便可。舌淡红，苔白，脉沉。昨日尾骶部核磁（－）。10月29日化验肿瘤标志物SCC升高。四诊合参，证属肾气不足、瘀血阻络证。治以补益肾气、活血止痛为主。

处方：熟地黄10g，肉苁蓉10g，鸡血藤10g，骨碎补10g，威灵仙10g，独活10g，延胡索10g，狗脊12g，炙甘草6g。6剂。每日1剂，每剂煎2次，共约400mL，合于一起，每日2次，每次口服200mL。

2014年11月26日二诊：服上药后，患者尾骶部疼痛有减，夜尿多，余无明显不适感。舌淡红，苔白，脉沉。原方酌加固肾缩尿药。

处方：熟地黄10g，肉苁蓉10g，鸡血藤10g，骨碎补10g，威灵仙10g，独活10g，延胡索10g，狗脊12g，益智仁10g，芡实10g，白英30g，炙甘草6g。6剂。每日1剂，每剂煎2次，共约400mL，合于一起，每日2次，每次口服200mL。

按语：本案患者为中年女性，因气阴不足、痰瘀阻络而发肺癌，病后手术及化疗，一般情况尚可。现无明显肺系症状，唯见尾骶部疼痛、憋胀，考虑肾气不足、瘀血阻络所致。治以补益肾气、活血止痛为主。方中熟地黄、肉苁蓉、骨碎补、威灵仙补肾填精；鸡血藤、独活、延胡索、狗脊活血通络止痛；炙甘草调和诸药。二诊时患者疼痛明显减轻，夜尿多，故加固肾缩尿药以对其症。治以扶正祛邪兼顾，扶助正气，预防复发。

胸腺瘤 1 例

李某，女，50 岁。2015 年 11 月 18 日初诊。主诉：气短近两个月。

患者因气短于 2015 年 9 月 22 日就诊于山西省肿瘤医院，确诊为胸腺瘤，并行胸腔镜下切除术，术后未化疗、放疗，恢复尚可。欲求中医诊治。现症：气短、胸闷，面色萎黄，消瘦，脐腹硬满不适、坠胀，口干甚，纳可，易饥饿。眠可，二便可。舌红少苔，脉细弱。四诊合参，证属气阴不足证。治以补气养阴为主。

处方：生黄芪 36g，太子参 10g，当归 10g，炒白术 12g，陈皮 10g，升麻 3g，柴胡 3g，石斛 12g，麦冬 12g，玉竹 10g，茵陈 10g，炙甘草 6g。6 剂。每日 1 剂，每剂煎 2 次，共约 400mL，合于一起，每日 2 次，每次口服 200mL。

按语：中医学中无胸腺瘤的名称，依据其临床表现可将其归于"咳嗽""积聚"等范畴。本案患者为中年女性，年过半百，阴气自半。气虚致气机升降失职，症见气短、胸闷、腹胀等症；阴血亏虚而见面色萎黄、口干、消瘦等症。舌红少苔，脉细弱亦为气阴两虚之象。方用大量的益气养阴药，如生黄芪、太子参、炒白术、陈皮、石斛、麦冬、玉竹、当归；配以理气之升麻、柴胡；清热之茵陈；调和诸药之炙甘草。以期气阴得补，痰瘀得散，诸症消除。

子宫内膜癌 2 例

案例1：石某，女，57 岁。2015 年 3 月 27 日初诊。主诉：子宫内膜癌术后半年余。

患者因子宫内膜癌于半年前在山西省肿瘤医院形式手术，术后化疗，恢复良好。2015 年 3 月 21 日复查 B 超示：子宫切除术后；右附件囊肿 7.4cm×6.9cm。欲求中医调理。目前无明显不适，精神可，纳可，眠可，二便调。舌淡红，苔白，脉沉细。四诊合参，证属冲任不调证。治以调理冲任、化瘀散结为主。

处方：①肉苁蓉 10g，威灵仙 10g，蒲公英 30g，白英 30g，生薏苡仁 30g，知母 10g，炒黄柏 10g，莪术 10g，三棱 10g，仙鹤草 30g，夏枯草 18g，炙甘草 6g。6 剂。每日 1 剂，每剂煎 2 次，共约 400mL，合于一起，每日 2 次，每次口服 200mL。②龙宫莲胶囊（赵尚华老师自制，山西中医学院附属医院制剂）。每次 3 粒，每日 3 次。

按语：中医认为，子宫内膜癌主要是由于脾肝肾三脏功能失调，湿热瘀毒，蕴结胞宫，或肝气郁结，气滞血瘀，经络阻塞，日久积于腹中所致。针对本案中年女性，年过半百，冲任不调。现患者无明显不适。治疗从调理冲任入手。方用二仙汤加减。方中肉苁蓉、威灵仙补肾精；知母、炒黄柏清肾火；蒲公英、白英、生薏苡仁、莪术、三棱、仙鹤草、夏枯草化痰行瘀，散结通络；炙甘草调和诸药。配以益气养阴、化瘀解毒之龙宫莲胶囊，扶正祛邪兼顾，以扶助正气，预防癌症复发。

案例2：杨某，女，45岁。2012年2月15日初诊。主诉：子宫内膜癌术后9月。

患者9月前因子宫内膜癌在山西省肿瘤医院行手术，术后化疗，恢复良好。欲求中医诊治。现症：烘热出汗，眠差。余无明显不适。纳可，精神可，二便调。舌淡红，苔白，脉沉。四诊合参，证属冲任不调证。治以调理冲任、化痰散结为主。

处方：①仙茅10g，威灵仙10g，肉苁蓉10g，巴戟天10g，白英30g，蒲公英30g，知母10g，五味子10g，炒黄柏10g，炙甘草6g。6剂。每日1剂，每剂煎2次，共约400mL，合于一起，每日2次，每次口服200mL。②龙宫莲胶囊（赵尚华老师自制，山西中医学院附属医院制剂）。每次3粒，每日3次。

按语：本病的发生是由于肝脾肾三脏功能失调，导致湿热瘀毒，蕴于胞宫，或肝气郁结，气滞血瘀，经络阻塞，日久积于腹中而成。本案患者为中年女性，年近半百，病后行手术及化疗，损伤冲任之功能而致冲任失调。目前患者一般情况尚可，症见烘热出汗，眠差等症。结合舌脉，辨为冲任不调证。方中仙茅、威灵仙、肉苁蓉、巴戟天温肾阳，补肾精；知母、五味子泻肾火、滋肾阴；蒲公英、黄柏清热；白英散结；炙甘草调和诸药。配以益气养阴、清热解毒之龙宫莲胶囊。共奏温肾阳、补肾精、泻肾火、调冲任之效。

胰腺癌1例

石某，男，55岁。2014年1月8日初诊。主诉：胰腺癌术后

7个月。

患者因胰腺癌于2013年5月1日在山西省大同市第一医院行手术，术后化疗，恢复尚可。欲求中医诊治。现症：上腹痛，时有胃气上顶，纳少，伴腰困，睡眠欠佳，便秘，3～5日一行，双足肿至脚踝，面色萎黄，精神不佳，自发病以来体重减轻20斤。舌淡红，苔白，脉沉细弦。四诊合参，证属气虚痰阻证。治以补气行气、化痰散结为主。

处方：①柴胡10g，党参10g，黄芩10g，枳壳10g，清半夏10g，炒白术10g，干姜10g，神曲10g，黄连10g，丹参30g，砂仁6g，大黄10g（另包），三七粉3g（冲），白英30g，炙甘草6g。6剂。每日1剂，每剂煎2次，共约400mL，合于一起，每日2次，每次口服200mL。②龙宫莲胶囊（赵尚华老师自制，山西中医学院附属医院制剂）。每次3粒，每日3次。

2014年2月18日二诊：上药27剂后，患者腹痛缓解，足肿减轻，仍腰困，精神欠佳，进食有所增加，便秘，2～3日一行，足趾青暗。心率100次/分。舌淡红，苔白齿痕，脉细弦。原方酌加滋阴养血散结药。

处方：柴胡10g，党参10g，黄芩10g，枳壳10g，清半夏10g，炒白术10g，干姜10g，神曲10g，丹参30g，砂仁6g，紫草10g，丹皮18g，生薏苡仁30g，地龙6g，车前子10g（另包），大黄10g（另包），白英30g，炙甘草6g。6剂。每日1剂，每剂煎2次，共约400mL，合于一起，每日2次，每次口服200mL。

按语： 本案因湿毒外袭或脾虚水湿不化，阻于中焦，气机不利故上腹疼痛；脾胃失于运化则纳差，有胃气上顶，气血生化不足，机体失养则见面色萎黄、乏力、消瘦、腰困、眠差；阴血不足，肠道失于濡润则便秘；气虚水停则脚肿。辨为气虚痰阻证。治以健脾益气、化痰散结为主。方中党参、清半夏、炒白术、干姜健脾益气；柴胡、枳壳、黄芩、黄连理气清热；丹参、三七粉活血；砂仁、神曲和胃；大黄通便；白英化痰散结；炙甘草调和诸药。全案攻补各半，气机健，浊邪祛而正气得复。

胃癌 2 例

案例 1：肖某，男，70 岁。2015 年 6 月 3 日初诊。主诉：胃癌术后半年余。

患者因胃痛于 2014 年 8 月 27 日在原平第一人民医院确诊为：胃癌进展期。并于 9 月份在山西省肿瘤医院行手术，术后化疗，恢复良好。2015 年 1 月复查未见异常。欲求中医诊治。现症：胃无明显不适，纳可，眠可，二便可。不咳嗽，痰多不利，白痰。精神可。舌淡红，苔白，脉滑数。四诊合参，证属气阴不足证。治以益气养阴、化痰散结为主。

处方：①生黄芪 30g，党参 10g，石斛 10g，浙贝 10g，麦冬 12g，守宫 6g，炒白术 10g，干姜 10g，陈皮 10g，炒薏苡仁 30g。6 剂。每日 1 剂，每剂煎 2 次，共约 400mL，合于一起，每日 2 次，每次口服 200mL。②龙宫莲胶囊（赵尚华老师自制，山西中医学院附属医院制剂）。每次 3 粒，每日 3 次。

按语：胃为阳土，主受纳，腐熟水谷，为多气多血之腑。无论外感六淫或情志内伤、饮食失宜，均可致胃腑受伤，初则气机壅滞，继则上逆为患。胃气阻滞，脾失健运，水湿不化，聚而成痰，或日久及血，气滞血瘀而成本病。本案患者为老年男性，年已古稀，病后手术及化疗更伤其气阴，现无明显胃部不适，痰多考虑与气虚痰凝有关。辨为气阴不足证。治以益气养阴、化痰散结为主。方中生黄芪、党参、炒白术、炒薏苡仁、干姜、陈皮、石斛、麦冬健脾益气养阴；浙贝、守宫化痰散结。配以益气养阴、化瘀散结之龙宫莲胶囊。患者目前无明显标证，治以扶正为主，兼祛其邪，亦取"养正积自消"之意。

案例2：王某，女，60岁。2014年12月7日初诊。主诉：胃癌术后3年。

患者3年前因胃癌在山西省肿瘤医院行手术，术后化疗，恢复尚可。现欲求中医诊治。症见：胃脘部无明显不适感，食欲时好时差，易疲乏，手肿、眼肿，全身不适，晨起较重，眠可，二便可。舌淡红，有紫斑，苔白，脉细。四诊合参，证属气血不足，痰湿中阻证。治以补益气血、化痰和中为主。

处方：生黄芪30g，党参10g，当归10g，干姜6g，茯苓10g，炒白术10g，生薏苡仁30g，白英30g，猪苓10g，藿香10g，砂仁6g，龟甲胶10g（烊化），鹿角胶10g（烊化），炙甘草6g。12剂。每日1剂，每剂煎2次，共约400mL，合于一起，每日2次，每次口服200mL。

2014年12月24日二诊：服上药后，患者诸症略有减轻，仍食欲不振。舌淡红，有紫斑，苔白，脉细弱。原方酌加消食和胃药。

处方：生黄芪30g，党参10g，当归10g，干姜6g，茯苓10g，炒白术10g，生薏苡仁30g，白英30g，藿香10g，砂仁6g，龟甲胶10g（烊化），鹿角胶10g（烊化），神曲10g，炒麦芽10g，鸡内金6g，炙甘草6g。12剂。每日1剂，每剂煎2次，共约

400mL，合于一起，每日 2 次，每次口服 200mL。

按语： 本案患者为老年女性，年过半百，因气血不足，痰瘀阻络而发病。病后手术及化疗更伤其气血。气虚致胃脘受纳腐熟水谷的功能失职，而见食欲不振；气虚则易疲乏；气虚水液不能正常运化，停聚于肌肤而见手肿、眼肿、全身不适；结合舌脉，辨为气血不足、痰湿中阻证。治以补益气血、化痰和中为主。方中用生黄芪、党参、当归、干姜、茯苓、龟鹿胶炒白术益气养血、健脾温阳；生薏苡仁、白英、猪苓化痰散结；藿香、砂仁和胃；炙甘草调和诸药。二诊时患者症状略减，仍食欲不振，故酌加消食和胃药以对其症。

贲门癌 2 例

案例 1： 王某，男，70 岁。2015 年 12 月 11 日初诊。主诉：贲门癌术后两月余。

患者因贲门癌于 2015 年 9 月 28 日在山西省肿瘤医院行手术治疗，术后化疗 2 次，病情好转出院，出院诊断：贲门、胃体癌术后（低分化腺癌、溃疡型）。欲求中医诊治。查血常规正常。有少量胸水、腹水。现症：饭后胃脘不适，纳少，眠可，二便可，精神尚可。舌淡红，苔白，脉细弱。四诊合参，证属脾虚湿阻证。治以健脾和胃利湿为主。

处方：柴胡 10g，党参 10g，黄芩 10g，清半夏 10g，藿香 10g，砂仁 6g，炒白术 10g，生薏苡仁 30g，冬瓜仁 30g，炙甘草 6g。6 剂。每日 1 剂，每剂煎 2 次，共约 400mL，合于一起，每日 2 次，每次口服 200mL。

按语：本案患者为老年男性，年已古稀，因气血不足，痰瘀阻络而发病。病后手术及化疗更伤其气血。气虚致胃脘受纳腐熟水谷的功能失职，而见胃脘不适、纳少；气虚水液不能正常运化，停聚于胸腹而见胸水、腹水。结合舌脉，辨为脾虚湿阻证。方中用党参、炒白术、清半夏、藿香、砂仁健脾和胃；柴胡、黄芩理气清热；生薏苡仁、冬瓜仁渗湿利水；炙甘草调和诸药。共奏健脾和胃利湿之功。

案例2：赵某，男，49岁。2015年8月12日初诊。主诉：贲门癌术后4月余。

患者因贲门癌于2015年4月在山西省人民医院行手术治疗，术后化疗，恢复较好。欲求中医诊治。现症：腹部怕冷，易打嗝，痰多，口服化疗药则恶心、涎沫多、吐酸。纳可，眠可，二便调。舌淡红，苔白，脉沉细。四诊合参，证属脾阳不足、痰瘀阻络证。治以健脾温阳、化痰散结为主。

处方：党参10g，清半夏10g，干姜10g，陈皮10g，柴胡10g，黄芩10g，乌贼骨15g，砂仁6g，黄连10g，炙甘草6g。6剂。每日1剂，每剂煎2次，共约400mL，合于一起，每日2次，每次口服200mL。

2015年8月26日二诊：服上药后，患者诸症均有减轻。舌淡红，苔白，脉沉细。改以益气养阴、散结通络为主。

处方：党参10g，天冬12g，麦冬12g，山萸肉10g，守宫6g，生薏苡仁30g，肉苁蓉10g，白英30g，八月札10g，炙甘草6g。12剂。每日1剂，每剂煎2次，共约400mL，合于一起，每日2次，每次口服200mL。

2015年9月25日三诊：服上药后，患者感觉良好，自觉胃脘部怕冷，受凉则痰多，喜热饮，纳可，眠可，二便可。舌淡红，苔白，脉沉细。原方酌加健脾温阳药。

处方：党参10g，天冬12g，麦冬12g，山萸肉10g，守宫6g，生薏苡仁30g，肉苁蓉10g，白英30g，八月札10g，清半夏10g，干姜10g，黄连10g，炒栀子10g，淡豆豉10g，炙甘草6g。12剂。每日1剂，每剂煎2次，共约400mL，合于一起，每日2次，每次口服200mL。

继以此法加减治疗1年，患者精神好，胃脘部无明显不适，纳可，眠可，二便可，仍坚持服药。

按语： 本案患者为中年男性，年近半百，发病与脾气亏虚、痰瘀交阻有关，手术及化疗复伤其气。气虚及阳而见腹部怕冷、易打嗝、痰多之症。化疗药毒损胃气，胃气上逆而恶心、涎沫多、吐酸。结合舌脉，辨为脾阳不足、痰瘀阻络证。方中用半夏泻心汤（党参、清半夏、干姜、黄芩、黄连）平调寒热、消痞散结；陈皮、柴胡、乌贼骨、砂仁健脾理气，制酸和胃；炙甘草调和诸药。共奏健脾温阳、化痰散结之功。随症调整组方治疗1年，患者一般情况良好。

食道癌2例

案例1： 张某，男，73岁。2014年5月7日初诊。主诉：食道癌放疗后1个月。

患者于2014年1月在山西省肿瘤医院确诊为食道中段癌（溃疡型），因患者年龄较大，不愿接受手术，行放疗33次后好转出院，欲求中医诊治。现症：无吞咽困难，纳可，小便可，后背刺痛，腰困。舌淡红，苔白，脉滑。患者10年前曾因膀胱癌行手术治疗。四诊合参，证属肾气不足证。治以补肾益气、化瘀散结为主。

处方：生黄芪30g，天冬10g，山萸肉10g，仙茅10g，肉苁蓉10g，莪术10g，白英30g，生薏苡仁30g，升麻3g，柴胡3g，枳壳18g，炙甘草6g。6剂。每日1剂，每剂煎2次，共约400mL，合于一起，每日2次，每次口服200mL。

2014年5月14日二诊：服上药后，患者体力有增，背部刺痛缓解，无明显不适。舌淡红，苔白，脉滑有力。原方酌加健脾药。

处方：生黄芪30g，天冬10g，山萸肉10g，仙茅10g，肉苁蓉10g，莪术10g，白英30g，生薏苡仁30g，升麻3g，柴胡3g，枳壳18g，炒白术10g，炙甘草6g。6剂。每日1剂，每剂煎2次，共约400mL，合于一起，每日2次，每次口服200mL。

2014年5月21日三诊：服上药后，患者精神好，偶有咳嗽，体重近一月增加2斤。舌淡红，苔白，脉滑有力。原方酌加养阴药。

处方：生黄芪30g，天冬10g，山萸肉10g，仙茅10g，肉苁蓉10g，莪术10g，白英30g，生薏苡仁30g，升麻3g，柴胡3g，枳壳18g，石斛10g，守宫6g，炙甘草6g。6剂。每日1剂，每剂煎2次，共约400mL，合于一起，每日2次，每次口服200mL。

继以此法加减治疗半年余，患者精神良好，无吞咽困难，纳可，眠可，二便调，仍坚持服药。

按语：本案患者为老年男性，年逾古稀，发病与脾肾亏虚、痰瘀交阻有关，手术及放疗复伤其气。肾气不足，痰瘀阻络而见后背刺痛、腰困等症。结合舌脉，辨为肾气不足证。方中生黄芪、天冬、山萸肉、仙茅、肉苁蓉补肾益气；莪术、白英、生薏苡仁化瘀散结；升麻、柴胡、枳壳调理气机；炙甘草调和诸药。共奏补肾益气、化瘀散结之功。二诊、三诊时患者症状减轻，体力增加，随症加减治疗半年，患者一般情况良好，疗效满意。

案例2：赵某，女，86岁。2015年9月25日初诊。主诉：食道癌术后12年。

患者因食道癌于2003年在山西省肿瘤医院行手术治疗，术后化疗，恢复良好。术后多次复查均未见异常。欲求中医诊治。现症：胃脘胀满不适，嗳气，口干，纳可，消化欠佳，头胀，眠可，便秘。舌红少苔，脉弦滑。四诊合参，证属气阴不足证。治以益气养阴为主。

处方：清半夏10g，干姜6g，黄连10g，黄芩10g，麦冬15g，石斛15g，枳壳10g，乌贼骨10g，沙参10g，砂仁6g，神曲10g，炙甘草6g。6剂。每日1剂，每剂煎2次，共约400mL，合于一起，每日2次，每次口服200mL。

按语：食道癌属于中医"噎膈"范畴。其病因正如张景岳所说："噎膈一证，必忧愁思虑，积劳积郁，或酒色过度伤阴，阴伤则精血枯涸，气不行则噎膈病于上，精血枯涸则燥结病于下。"本案患者为老年女性，年已耄耋，发病与脾肾亏虚、痰瘀交阻有关，手术及化疗复伤其气阴。气阴不足，气机郁滞而见头胀、胃脘胀满不适、嗳气、口干、消化欠佳、便秘等症。结合舌脉，辨为气阴不足证。方用麦冬、石斛、沙参、砂仁、神曲健脾益气养阴；清半夏、干姜、黄连、黄芩平调寒热，消痞散结；枳壳、乌贼骨理气和胃；炙甘草调和诸药。共奏益气养阴之功。患者年龄偏大，正虚之象明显，故治疗以扶正为主。

肠癌3例

案例1：张某，女，50岁。2014年11月12日初诊。主诉：直肠癌术后近10年。

患者因直肠癌分别于2005年、2006年两次手术切除，术后化疗，恢复尚可。2014年11月查相关肿瘤标志物均增高，目前又在化疗，欲求中医诊治。现症：下腹隐痛，便溏，每日3～4次，精神欠佳，余无明显不适，纳可，眠可。舌淡红，苔白，脉细。四诊合参，证属脾阳不足、痰浊阻络证。治以益气温阳、化痰散结为主。

处方：①党参10g，炒白术10g，茯苓10g，生黄芪30g，生薏苡仁30g，干姜10g，白花蛇舌草30g，白英30g，芡实10g，炙甘草6g。6剂。每日1剂，每剂煎2次，共约400mL，合于一起，每日2次，每次口服200mL。②龙宫莲胶囊（赵尚华老师自制，山西中医学院附属医院制剂）。每次3粒，每日3次。

按语：本案患者中年女性，患者病近十年，发病因脾胃虚弱、清阳不升、余邪未尽、湿邪停留、气血郁滞而致。两次手术、术后化疗对其气血损伤严重。脾气不足，气虚日久及阳而见下腹隐痛、便溏、精神欠佳等症。辨为脾阳不足、痰浊阻络证。治以健脾益气、升清止泻、清热化湿、散结通络。方中党参、炒白术、茯苓、生黄芪、生薏苡仁、芡实、干姜健脾益气、温阳化湿；白花蛇舌草、白英化痰散结；炙甘草调和诸药。配以益气养阴、化瘀散结之龙宫莲胶囊，以期阳气得补，痰瘀得散，诸症得除。

案例2：郑某，男，55岁。2014年6月16日初诊。主诉：结肠癌术后3个月。

患者3个月前因结肠癌在山西省肿瘤医院行手术治疗，术后化疗，恢复良好。欲求中医调理。现症：无明显不适，精神可，纳可，眠可，二便可。舌质紫，苔白厚腻，脉细弦。四诊合参，证属脾气亏虚、痰瘀阻络证。治以健脾益气、化痰散结为主。

处方：蝉蜕10g，僵蚕10g，干姜6g，清半夏10g，陈皮10g，炒白术10g，茯苓10g，浙贝10g，夏枯草30g，白英30g，守宫6g，炙甘草6g。6剂。每日1剂，每剂煎2次，共约400mL，合于一起，每日2次，每次口服200mL。

按语：*本案患者为中年男性，年过半百，气血不足，复因湿热瘀毒下注于肠而发病。病后手术及化疗更伤其气血。现患者一般情况可，无明显不适。然舌质紫，苔白厚腻，脉细弦，为气虚血瘀之征。辨为脾气亏虚、痰瘀阻络证。方中炒白术、茯苓、干姜、半夏健脾益气、温阳化湿；蝉蜕、僵蚕、浙贝、夏枯草、守宫、白英化痰散结；炙甘草调和诸药。共奏健脾益气、化痰散结之功。治以扶正祛邪兼顾，扶助正气，预防复发。*

案例3：郑某，男，48岁。2013年5月29日初诊。主诉：结肠癌术后1年余。

患者1年前因结肠癌在山西省人民医院行手术治疗，术后化疗，恢复良好。欲求中医诊治。查：免疫功能异常。现症：自觉不耐劳累，汗多，眠不实，余无明显不适，纳可，二便可。舌质紫，苔白，脉沉。四诊合参，证属气阴不足、痰瘀阻络证。治以益气养阴、化痰散结为主。

处方：①生黄芪 30g，天冬 12g，麦冬 12g，肉苁蓉 10g，五味子 10g，黄连 10g，生龙骨 30g，生牡蛎 30g，白英 30g，白花蛇舌草 30g，炙甘草 6g。6 剂。每日 1 剂，每剂煎 2 次，共约 400mL，合于一起，每日 2 次，每次口服 200mL。②龙宫莲胶囊（赵尚华老师自制，山西中医学院附属医院制剂）。每次 3 粒，每日 3 次。

2013 年 7 月 2 日二诊：服上药后，患者精神有所好转，出汗减少，纳可，眠可，二便可。舌质紫，苔白，脉沉。原方酌加补气药。

处方：生黄芪 30g，党参 10g，天冬 12g，麦冬 12g，肉苁蓉 10g，五味子 10g，黄连 10g，生龙骨 30g，生牡蛎 30g，白英 30g，白花蛇舌草 30g，炙甘草 6g。6 剂。每日 1 剂，每剂煎 2 次，共约 400mL，合于一起，每日 2 次，每次口服 200mL。

2013 年 7 月 17 日三诊：服上药后，患者一般情况良好，无明显不适，受风后自觉四肢冷，纳可，眠可，二便调。舌质紫，苔白，脉弦细。原方酌加调和营卫药。

处方：生黄芪 30g，天冬 12g，麦冬 12g，肉苁蓉 10g，五味子 10g，黄连 10g，生龙骨 30g，生牡蛎 30g，白英 30g，白花蛇舌草 30g，桂枝 10g，白芍 10g，砂仁 6g，炙甘草 6g。6 剂。每日 1 剂，每剂煎 2 次，共约 400mL，合于一起，每日 2 次，每次口服 200mL。

继以此法治疗 2 年余，患者一般情况良好，复查无明显变化，仍坚持服药。

按语： 本案患者为中年男性，年近半百，阴气自半，复因湿热瘀毒下注于肠而发病。病后手术及化疗更伤其气阴。气虚则不耐劳累；气虚津液失于固摄而致汗多，汗多则阴津亏虚；不能荣养心神而致眠不实。结合舌脉，辨为气阴不足、痰瘀阻络证。方中生黄芪、天冬、麦冬、肉苁蓉、五味子补肾益气养阴；黄连清热；生龙骨、生牡蛎安神；白英、白花蛇舌草化瘀散结；炙甘草调和诸药。配以益气养阴、化瘀散结之龙宫莲胶囊，共奏益气养阴、化痰散结之功。治以扶正祛邪兼顾，扶助正气，预防复发。随症加减治疗两年余，患者无不适，疗效满意。

肾癌 1 例

王某，女，69岁。2015年12月2日初诊。主诉：左肾癌切除术后8年。

患者8年前因左肾癌行手术切除，2015年4月、9月又在北大三院行两次右肾盂肿瘤切除术，术后化疗，11月9日病情好转出院，出院诊断：左侧半尿路术后；右侧肾盂肿瘤切除术后；膀胱肿瘤电切术后；高血压。欲求中医诊治。

现症：腰困不适，纳可，眠可，二便调，精神可。舌质紫，苔白，脉细弦。四诊合参，证属气阴两虚、痰瘀阻络证。治以益气养阴、化痰散结为主。

处方：肉苁蓉10g，生黄芪30g，生地黄18g，山萸肉10g，丹皮12g，车前子10g，石韦10g，土茯苓30g，白英30g，炙甘草6g。6剂。每日1剂，每剂煎2次，共约400mL，合于一起，每日2次，每次口服200mL。

2015年12月9日二诊：服上药后，患者腰困略有减轻，余无不适。舌质紫，苔白，脉细弦。原方酌加补肾药。

处方：肉苁蓉 10g，生黄芪 30g，生地黄 18g，山萸肉 10g，丹皮 12g，车前子 10g，石韦 10g，土茯苓 30g，白英 30g，杜仲 10g，续断 10g，炙甘草 6g。6 剂。每日 1 剂，每剂煎 2 次，共约 400mL，合于一起，每日 2 次，每次口服 200mL。

按语：肾癌依据其主要临床表现，可归于"癥积""癃闭""血淋""肾劳"等范畴。中医认为，本病病机以气血亏虚为本，水湿浊毒瘀血为标。本案患者为老年女性，气阴本已亏虚，术后及化疗更伤其气阴。现患者一般情况尚可，唯见腰困不适，考虑与肾气不足有关。结合舌脉，辨为气阴两虚、痰瘀阻络证。治以益气养阴、化痰散结为主。方用肉苁蓉、生黄芪、生地黄、山萸肉、丹皮补肾益气、养阴清热；车前子、石韦、土茯苓、白英化痰散结；炙甘草调和诸药。如此，则肾之气阴得补，痰瘀得散，诸症消除。

腮腺癌 1 例

杨某，女，29 岁。2014 年 8 月 15 日初诊。主诉：腮腺癌术后 4 月余。

患者因腮腺癌于 2014 年 4 月 10 日在天津市中心医院行手术治疗，术后放疗 28 次，恢复尚可。现欲求中医诊治。症见：左腮肿胀、疼痛，张口困难，牙龈肿痛，味觉失灵，多梦，大便稀，每日 3~4 次，纳一般，精神尚可。舌淡红，苔白厚，脉沉细。四诊合参，证属痰热阻络证。治以化痰清热散结为主。

处方：龙胆草 6g，柴胡 10g，栀子 10g，黄芩 10g，金银花 30g，白英 30g，白花蛇舌草 30g，生黄芪 30g，麦冬 10g，黄连

10g，炙甘草6g。6剂。每日1剂，每剂煎2次，共约400mL，合于一起，每日2次，每次口服200mL。

2014年8月29日二诊：服上药后，患者自觉诸症有减，近日感冒，鼻塞流涕，头晕。大便每日5~6次，不成形。舌淡红，苔白厚，脉沉。原方酌加通窍药。

处方：柴胡10g，栀子10g，黄芩10g，金银花30g，白英30g，白花蛇舌草30g，生黄芪30g，麦冬10g，黄连10g，辛夷10g，石菖蒲10g，川芎10g，天麻10g，夏枯草30g，炙甘草6g。6剂。每日1剂，每剂煎2次，共约400mL，合于一起，每日2次，每次口服200mL。

2014年9月17日三诊：服上药后，患者感冒已愈，大便恢复正常。左腮已不肿不痛，无明显不适，正值经期，自觉乏力，汗多，纳可，眠可。舌淡红，苔白，脉沉细。仍以清热散结、补气养阴为主。

处方：柴胡10g，栀子10g，黄芩10g，车前子10g，泽泻10g，白英30g，白花蛇舌草30g，生黄芪30g，麦冬10g，夏枯草30g，僵蚕10g，蝉蜕10g，炙甘草6g。6剂。每日1剂，每剂煎2次，共约400mL，合于一起，每日2次，每次口服200mL。

继以此法加减治疗3个月，患者纳可，眠可，二便调，一般情况好，仍坚持服药。

按语：腮腺癌属于中医学"腮疮""流痰""石疽"等范畴。中医学认为，腮腺癌是因热毒内蕴，气血瘀滞，痰湿积聚所致。本案患者为年轻女性，因痰热郁结而发病，病后手术及放疗伤及气阴。痰热阻络而见左腮肿痛，牙龈肿痛，气阴不足而致多梦、大便稀、纳一般等症。结合舌脉，辨为痰热阻络证。治以化痰清热散结为主。方用龙胆泻肝汤加减。方中龙胆草泻肝胆之实火，并能清下焦湿热，为君药；黄芩、栀子、柴胡苦寒泻火，为臣药；肝为藏血之脏，肝经有热则易伤阴血，故佐以黄芪、麦冬养血益阴；金银花、白英、黄连、白花蛇舌草化瘀解毒；炙甘草调和诸药为使。配合成方，共奏泻肝胆实火、清肝经湿热之功。初诊时患者标实症状明显，且患者年轻体壮，故以祛邪为主。二诊、三诊时患者火热之象渐减，故调整组方，从以祛邪为主到扶正祛邪兼顾，标本同治。

前列腺癌 1 例

谢某，男，73 岁。2015 年 10 月 9 日初诊。主诉：前列腺癌术后 1 年。

患者 1 年前因前列腺癌在山西省人民医院行手术治疗，术后化疗，恢复良好。2015 年 9 月 1 日 B 超示：前列腺体积增大伴钙化。2015 年 9 月 6 日查：psa、cpsa 均升高。欲求中医诊治。现症：小便好，咽干，肠鸣，余无不适，纳可，眠可，大便正常，精神可。舌淡红，苔白，脉弦缓。四诊合参，证属肾气不足证。治以补肾益气、化瘀散结为主。

处方：仙茅 10g，威灵仙 10g，肉苁蓉 10g，地龙 10g，丹参 10g，川楝子 10g，女贞子 10g，土茯苓 30g，龙葵 10g，八月札 10g，炙甘草 6g。6 剂。每日 1 剂，每剂煎 2 次，共约 400mL，合于一起，每日 2 次，每次口服 200mL。

按语： 前列腺癌依据其临床表现，中医学将其归于"癃闭""积聚""血淋""劳淋"等范畴，是中老年男性常见的泌尿系统恶性肿瘤。正如《黄帝内经》所述"男子七八，肝气衰，筋不能动，天癸竭，精少，肾脏衰，形体皆极"，《景岳全书》认为"脾肾不足及虚弱失调之人，多有积聚之病"。不管是早中期或是中晚期患者，肾气亏虚、瘀血败精聚积下焦是前列腺癌主要的病因病机。本案患者为老年男性，年逾古稀，病后手术及化疗更伤其肾气。现患者一般情况尚好，结合舌脉，辨为肾气不足证。方用仙茅、威灵仙、肉苁蓉补肾阳、填肾精；女贞子补阴，取"阴中求阳"之意；地龙、丹参、川楝子、土茯苓、龙葵、八月札活血化瘀、通络散结；炙甘草调和诸药。共奏补肾益气、化瘀散结之功。